DES TROUBLES PSYCHIQUES

DANS LE

GOITRE EXOPHTHALMIQUE

PAR

le Docteur L. BOETEAU

Ancien externe des hôpitaux de Paris et de la Salpêtrière
Médaille de bronze de l'Assistance publique,
Interne des Asiles de la Seine,
Moniteur de la Clinique d'accouchements de la Faculté
Préparateur à la Faculté de Médecine
Membre correspondant de la Société médico-psychologique de Paris.

PARIS

G. STEINHEIL, ÉDITEUR

2, RUE CASIMIR-DELAVIGNE, 2,

1892

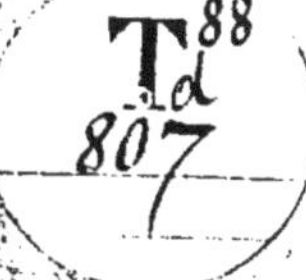

DES TROUBLES PSYCHIQUES

DANS LE

GOITRE EXOPTHALMIQUE

DU MÊME AUTEUR :

1º **Observation de simulation chez un enfant**, — in Th. de doct. de DUFESTEL, Paris 1888, p. 68.

2º **Un cas de bestialité**. — *France médicale*, 18 septembre 1891, n° 38.

3º **Des obsessions en pathologie mentale**. — Leçon d'ouverture du cours de clinique de M. le professeur BALL à Ste-Anne. — *Médecine moderne*, 3 décembre 1891, n° 49.

4º **Automatisme somnambulique avec dédoublement de la personnalité.** — *Annales médico-psychologiques*, t. XV, janvier-février 1892.

5º **Anévrysme du tronc basilaire avec hémiplégie alterne.** — Communication faite à la *Société Anatomique*, (janvier 1892).

6º **Etude sur les anévrysmes intra-crâniens**, en collaboration avec le Dr KLIPPEL ; *Bulletins de la Société Anatomique* (février 1892).

7º **Troubles trophiques dans les maladies mentales.** — *Gazette hebdomadaire de Médecine et de Chirurgie*, 6 février 1892, n° 6 et 13 février 1892, n° 7.

8º **Troubles de la respiration dans les maladies mentales.** — Communication faite à la *Société de Biologie*, séance du 12 mars 1892.

9º **Troubles de la respiration dans les maladies mentales et en particulier dans la paralysie générale.** — En collaboration avec le Dr KLIPPEL. — *Mercredi médical*, 16 mars 1892, n° 11.

10º **Hallucinations verbales psychomotrices** (observation résumée), in *Troubles du langage* du Dr SÉGLAS, p. 183 (Collection Charcot-Debove).

11º **Observation d'un cas de speudo-paralysie générale arthritique**; in article du Dr KLIPPEL sur la pseudo-paralysie générale arthritique. (*Revue de médecine*, tome XII; 1892, p. 283).

DES TROUBLES PSYCHIQUES

DANS LE

GOITRE EXOPHTHALMIQUE

PAR

le Docteur L. BOETEAU

Ancien externe des hôpitaux de Paris et de la Salpêtrière
Médaille de bronze de l'Assistance publique,
Interne des Asiles de la Seine,
Moniteur de la Clinique d'accouchements de la Faculté
Préparateur à la Faculté de Médecine
Membre correspondant de la Société médico-psychologique de Paris.

PARIS

G. STEINHEIL, ÉDITEUR

2, RUE CASIMIR-DELAVIGNE, 2.

1892

INTRODUCTION

Parmi les syndromes dont la neuropathologie s'est enrichie dans ces derniers temps, il en est peu qui aient suscité d'aussi nombreux travaux et dont l'histoire clinique ait été aussi profondément fouillée que celle du goître exophthalmique.

A l'heure actuelle les descriptions dogmatiques, basées sur un nombre considérable de monographies et de leçons cliniques, formulent nettement l'individualité morbide de cette névrose. Grâce aux travaux de l'Ecole de la Salpêtrière, qui ont le plus contribué à accroître sur ce point l'étendue de nos connaissances, on peut considérer l'affection, aussi bien dans son type clinique de parfait développement que dans ses dégradations multiples en formes frustes, comme un état morbide, qui a le luxe d'une symptomatologie bien personnelle, parfaitement définie solidement établie.

Mais à côté de la connaissance approfondie, que nous avons actuellement des faits classiques, il nous a semblé que la question relative aux troubles cérébraux, si souvent associés au goître, n'était pas très connue et nous ne croyons pas être taxé d'exagération en disant que c'est là un côté de la question resté peu exploré encore. Il suffit de parcourir les livres spéciaux et les traités consacrés à l'histoire des maladies mentales pour se convaincre que l'étude de ces troubles psychiques se réduit à une simple énumération de signes assez vagues ou de généralités banales.

De rares et récentes observations disséminées dans les feuilles médicales sont venues compléter nos connaissances ; mais comme ces matériaux sont restés épars, malaisés à rassembler, nous avons pensé qu'il ne serait peut-être pas sans intérêt de les grouper dans une étude spéciale et de tirer de ces documents un travail d'ensemble. En même temps nous tenions à voir si, à l'aide des observations dont nous disposions, nous ne trouverions pas à compléter le groupe des troubles psychiques très-sommairement énoncés par les auteurs, à esquisser leur physionomie clinique et à fixer un peu leur valeur nosographique.

Pour résumer les analogies par lesquelles nos observations se rapprochent, nous dirons que ces troubles intellectuels, quoique des plus complexes, offrent ce caractère général de ne se rattacher à cette affection que par le fait de se rencontrer chez le même malade ; la nosographie de ces deux ordres de phénomènes est toute différente ; d'un côté il y a la maladie de Basedow, de l'autre il y a des troubles psychiques avec leurs lois particulières. — Ils répondent donc à des types morbides ayant une marche, un pronostic et des symptômes spéciaux ; si, pour nous, ce sont des troubles suffisamment importants pour permettre de les regarder comme des symptômes habituels, presque constants, ils doivent cependant rentrer dans le cadre des coïncidences, des symptômes d'association.

Cette distinction, qui demande à être soigneusement établie et qui est, à notre avis, une question de nature intime, constitue une ligne de démarcation infranchissable ; elle est de plus d'une grande importance pratique puisqu'elle est souvent nécessaire à la constitution d'un bon pronostic et d'un traitement complet et rationnel. — Nous verrons d'ailleurs que tout en constituant une classe à part et quoique doublant la névrose, ces modalités diverses de l'état mental, loin d'être un accident insignifiant, inutile à noter, revendiquent souvent la première place. Ils semblent même dans certains cas caractériser toute la maladie, le goitre exophthalmique n'occupant que le second plan et le délire absorbant d'emblée les autres symptômes.

En abordant cette étude nous n'avons point la prétention d'interpréter toutes les difficiles questions que comporterait la solution complète, définitive du problème, et nous donnons les considérations qui vont suivre pour ce qu'elles valent, c'est-à-dire pour de simples essais, qui appellent de nouvelles recherches.

Nous n'avons cependant pas voulu nous en tenir à une compilation de faits disparates. En mettant à profit les immenses ressources de la Salpêtrière ainsi qu'un certain nombre de cas qu'il a nous été donné de rencontrer pendant nos trois années d'internat à Sainte-Anne, nous avons cherché à grouper les différentes formes de l'état cérébral de nos malades et à coordonner dans une étude critique les notions qui se dégagent du rapprochement de ces faits pathologiques.

Avant d'envisager l'histoire clinique de ces troubles intellectuels et sans aborder la discussion de leur nature intime ainsi que de leur origine pathogénique — problème trop complexe et trop au-dessus de nos forces, — nous nous permettrons d'insister sur cette donnée générale que nous signalions dès le début de cette étude : c'est que dans le goitre exophthalmique — véritable entité morbide — il n'existe pas de manifestations cérébrales, qui marquent les malades d'un cachet spécial. Celles-ci n'en sont point un des symptômes ; elles n'empruntent donc rien à la névrose basedowienne.

Dans ce même ordre d'idées l'on peut affirmer que beaucoup de phénomènes nerveux, non psychiques, qui d'après l'opinion générale feraient partie intégrante de l'affection, doivent, de toute nécessité, être reconnus comme les produits de plusieurs maladies distinctes, agissant chacune pour son propre compte, s'associant, se mêlant, mais ne se combinant jamais, contrairement à l'opinion de certains auteurs qui prétendent que « tout ce qu'on rencontre dans cette maladie est la manifestation d'un même état et par suite a une valeur à peu près égale » (1). Nous estimons qu'elle ne se modifie jamais à vrai dire dans ses caractères essentiels. Les seuls éléments qui se transforment réellement sont les symptômes d'association : ceux-ci varient suivant le terrain constitutionnel, sur lequel ils se développent et

______

(1) Renault: *Diagnostic de la maladie de Basedow et traitement par l'électricité.* Thèse, Paris 1890, page 9.

puisent leurs lois d'évolution non dans le goître, qu'ils accompagnent, mais dans la prédisposition antérieure du sujet ; cette opinion, qui résulte de l'observation attentive d'un certain nombre de malades, nous semble plus en rapport avec les différentes manifestations de l'affection et répond mieux aussi aux idées qui ont cours à l'époque actuelle.

En observant les choses de plus près et en poursuivant l'analyse, nous croyons pouvoir différencier à leur tour les troubles psychiques en deux catégories, dans chacune desquelles le processus et le mode de terminaison ne sont point les mêmes.

La première catégorie, de beaucoup la plus importante, renferme la somme des malades chez lesquels les phénomènes subjectifs et les troubles fonctionnels, réduits à leur plus simple expression, sont cependant assez particuliers pour être distingués du complexus symptomatique basedowien. Afin de leur donner leur valeur vraie, nous croyons pouvoir émettre l'opinion que ces manifestations, généralement rapportées à la névrose, en sont indépendantes, et qu'elles sont reliées entre elles par un facteur commun qui est la neurasthénie.

Nous croyons que l'opposition fréquente et très nette, qui sépare ces deux ordres de symptômes, est un fait de nature à frapper les yeux. En général ces troubles cérébraux de la première catégorie tendent vers la guérison.

Dans la seconde catégorie, au contraire, tout incline vers la chronicité et l'incurabilité. L'état psychopathique ne consiste plus seulement en une décroissance de l'activité intellectuelle et physique ; les vésanies s'installent et ici on trouve cette gamme délirante allant crescendo depuis le délire fugitif ou tranquille jusqu'au délire chronique ou maniaque.

Qu'elles soient du domaine neurasthénique, ou du domaine vésanique, ces déviations psychiques sont commandées par cette règle générale, qu'elles conservent toujours leur individualité pathologique et que sous quelque forme qu'elles se produisent, elles restent toujours identiques à elles-mêmes. Nous retrouvons donc ici la démonstration de cette loi formulée par M. le professeur Charcot : « en neuropathologie il n'existe pas d'hybrides. »

Il est une autre remarque générale que nous nous contenterons de faire en passant ; c'est que pour apprécier convenablement la folie basedowienne, il serait nécessaire de reprendre les choses de plus haut et de pouvoir considérer toutes les maladies mentales comme des maladies définies. Or, à l'heure présente, cette œuvre est loin d'être achevée.

Il est vrai que la psychiatrie a su dégager des combinaisons multiples, auxquelles se prête l'organisme humain, certains types fondamentaux. Mais si la symptomatologie d'états psychiques tels que les délires toxiques, la psychose systématique chronique progressive, la folie circulaire, la paralysie générale,.. est aujourd'hui aussi précise que celle de la pneumonie ou de la fièvre typhoïde par exemple, il faut reconnaître qu'à côté de ces délires dont la forme est admise et consacrée, il y a un grand nombre de malades dont l'état mental reste un véritable mystère.

Lorsque nous rencontrerons ces états cérébraux mal définis associés au goitre exophthalmique, devrons-nous, dans notre impossibilité de leur assigner une place dans le cadre des maladies mentales, les attribuer à la maladie de Basedow ?

Ce serait là un procédé aussi simple que peu scientifique ; ce serait donner à une cause purement occasionnelle une importance qu'elle ne comporte pas.

En attendant qu'une observation attentive permette de remplacer par des données précises les notions forcément vagues que nous avons de ces états mal définis, il nous a semblé que l'interprétation pathogénique la plus satisfaisante consistait à dresser une sorte d'état des deux ordres de manifestations sans les confondre.

Avant de terminer l'exposé de ces données générales, nous devons ajouter que nous ne nous occuperons ici que du goitre exophthalmique sans stigmates hystériques.

S'attacher ainsi à l'analyse des observations pour lesquelles les renseignements et l'examen sont au point de vue de l'hystérie purement et absolument négatifs, c'est, il est vrai, simplifier le problème ; mais c'est aussi en préciser les données et nous bornerons là notre tâche.

Qu'il nous soit permis de saisir cette occasion pour exprimer toute notre reconnaissance à nos maîtres dans les hôpitaux, qui ont bien voulu nous enseigner la clinique et nous aider de leurs conseils.

Que notre éminent et très honoré maître, M. le professeur Charcot, veuille bien agréer l'expression de notre profonde gratitude pour l'intérêt qu'il n'a cessé de nous témoigner pendant nos deux années d'externat à la Salpêtrière et pour l'insigne faveur, qu'il veut bien nous accorder aujourd'hui en acceptant la présidence de notre thèse. Nous remercions aussi tout particulièrement M. le professeur Ball pour les marques de bonté, qu'il nous a données en maintes occasions, et pour l'extrême bienveillance qu'il nous a témoignée pendant notre dernière année d'internat dans son service à Sainte-Anne.

Que nos autres maîtres nous permettent de réunir leurs noms dans un même sentiment de vive reconnaissance et de respectueuse affection :

M. le professeur Tarnier, dont le savant enseignement nous a été si précieux pendant les quelques mois que nous avons passé auprès de lui en qualité de moniteur de la Clinique d'accouchements ;

M. Labric, M. le professeur Grancher, et M. Legroux, dont les excellentes leçons nous ont initié à l'étude de la pathologie de l'enfant ;

M. Falret, médecin de la Salpêtrière, dont la bienveillance à notre égard a été si grande ;

M. Marandon de Montyel, médecin de l'asile de Ville-Evrard ;

M. Bouchereau, médecin en chef de Sainte-Anne, pour l'amabilité qu'il a eue pour nous et pour l'intérêt qu'il nous a porté pendant l'année d'internat que nous avons passé dans son service.

M. Poinsot, professeur à l'école dentaire de Paris, pour le utiles enseignements qu'il nous a prodigués, ainsi que pour la cordialité charmante avec laquelle il nous a toujours accueilli.

Nous avons le profond regret de ne plus pouvoir compter parmi nos maîtres le professeur Damaschino, qui, pendant deux années, nous a guidé au milieu de nos études, tant comme bénévole que comme externe. Qu'il me soit permis de rendre un nouvel hommage à la mémoire de mon bien regretté maître, qui fut si affectueusement dévoué à ses élèves, et à qui je garde la plus filiale reconnaissance.

DIVISION ET LIMITES DU SUJET

Pour la clarté de l'exposition nous allons faire précéder notre, travail d'un aperçu rapide sur les symptômes basedowiens isolés et dégagés de toute manifestation psychique ; cette description, que nous limiterons le plus possible, fera le sujet de notre premier chapitre.

Dans le chapitre II nous exposerons quelques idées générales préliminaires sur les relations des troubles intellectuels avec le goître, sans entrer dans les détails qui concernent chaque forme d'état cérébral.

Le chapitre III traitera de la coïncidence fréquente de la neurasthénie et de la maladie de Basedow. Nous subdiviserons ce chapitre en deux parties distinctes d'inégale importance : dans la première nous insisterons sur quelques points particuliers et nous essayerons de faire la part respective de chacune des deux affections alliées ; la seconde partie renfermera nos observations, qui nous sont toutes personnelles.

Le chapitre IV sera réservé aux différents délires, qui coexistent avec le goître exophthalmique, et que nous envisagerons au point de vue des formes mentales auxquelles ils ressortissent, nous proposant de choisir parmi les nombreuses observations de folie basedowienne quelques types qui serviront d'exemple pour chaque groupe de maladies mentales.

Enfin nous terminerons par quelques remarques sur la valeur pronostique ainsi que sur les indications thérapeutiques qui découlent de toutes les considérations précédentes.

Avant de décrire les troubles nerveux nous allons donner un aperçu clinique des symptômes de la maladie.

DÉBUT. — Le mode de début est tantôt brusque, tantôt lent. Il arrive quelquefois que le goitre exophthalmique éclate d'une manière soudaine à la suite d'une émotion vive, le plus souvent à la suite d'une grande frayeur, sans qu'aucun phénomène morbide se soit manifesté à l'avance, sans qu'aucune période prodromique ait préparé l'éclosion de la maladie. Les battements du cœur apparaissent tout à coup sous forme d'accès de palpitations violentes ; puis surviennent la tuméfaction du cou et la saillie des globes oculaires ; la maladie se trouve ainsi presque immédiatement constituée en entier.

Mais ce mode d'invasion, avec cette brutale instantanéité, est une très-rare exception et presque toujours le goitre exophthalmique s'annonce plus ou moins longtemps à l'avance par une irritabilité nerveuse extraordinaire, par des bouffées congestives, par les premiers indices des signes extérieurs ou encore par des phénomènes neurasthéniques (voir notre observation I)·

La durée de cette phase initiale est assez variable, suivant que la maladie suit une marche rapide ou bien au contraire affecte des allures chroniques ; elle peut varier de quelques jours à un an.

La maladie peut du reste ne pas dépasser les symptômes légers du début et guérir sans aboutir à la période d'état, surtout si un traitement bien ordonné est institué.

Parfois malgré tous les soins sa marche n'est pas enrayée et elle se poursuit quoiqu'on fasse.

Il n'existe guère dans la pathologie des névroses de complexus morbide, qui soit au même degré que la maladie de Basedow susceptible d'une infinie variété de formes pathologiques, et qui

ne puisse se manifester d'un sujet à un autre sous des physio-
nomies aussi diverses, selon que sa marche est régulière ou
entravée par des complications, selon que l'affection est grave
ou qu'elle n'est plus marquée que par un petit nombre de
symptômes; parmi ces nombreuses formes, il en est une qui
répond en réalité à la majorité des cas, que l'on rencontre ordinairement au lit du malade; c'est cette forme commune,
régulière du goître exophthalmique, cette forme de gravité
moyenne, d'ailleurs la plus intéressante, que nous choisirons
comme type de description, pour envisager ensuite brièvement
et par comparaison les autres formes de l'affection.

Afin de mieux analyser l'enchaînement des symptômes de cette
forme commune et de tracer un tableau plus complet de la marche nous établirons dans le développement progressif de la maladie deux périodes: une période d'état et une période terminale.

Période d'état. — C'est pendant ce deuxième stade que se présente dans toute leur ampleur l'ensemble des troubles fonctionnels et des signes objectifs qu'il est de la plus haute importance
de bien apprécier. Alors aussi surgissent les profondes modifications que l'affection imprime à l'état général.

Le caractère essentiel se tire des perturbations cardiaques,
c'est cet ordre de symptômes qui très positivement précisent
et formulent le diagnostic.

Depuis longtemps en effet, M. le professeur Charcot considère comme guéri tout malade qui n'a plus « pendant une certaine période » de palpitations (1). D'après notre maître, sans
ce seul symptôme la maladie n'est point constituée et, sans l'accélération du pouls, la persistance du goître et de l'exophthalmie ne doit être considérée que comme le vestige d'une affection passée.

Ces troubles cardiaques si considérables qu'ils dominent la situation clinique, consistent tout d'abord en palpitations : au re-

____

(1) Charcot. *Leçons du mardi*, 1887-88, p. 182.

pos et sans aucune excitation de l'organe, on ne compte guère moins de 100 à 130 pulsations par minute (Charcot) et l'accélération des battements du cœur peut atteindre le chiffre de 140, 150 et même 200 pulsations par minute ; dans ce cas c'est « le déchaînement du cœur » ; c'est la folie cardiaque de Bouillaud. Rarement la régularité du rythme est altérée (1).

Les battements sont non seulement fréquents et parfois arythmiques, mais ils sont encore violents, ils soulèvent fortement la paroi thoracique, en s'accompagnant souvent d'un sentiment d'anxiété, qui torture le malade et peut aller jusqu'à l'angine de poitrine la plus angoissante.

L'auscultation donne ordinairement les signes les plus distincts et les plus accusés d'un bruit de souffle à la base, doux, systolique, qui se prolonge sur le trajet de l'artère pulmonaire, et qui, d'après l'opinion générale des auteurs, doit être considéré comme un souffle anémique. Les claquements valvulaires sont en outre exagérés ; parfois il y a coexistence de lésions valvulaires véritables et de modifications organiques. — Dans une autopsie, dont nous donnerons l'analyse, nous avons constaté une dégénérescence vitreuse des fibres cardiaques. — Un autre phénomène morbide étroitement associé aux précédents et non moins saillant, c'est l'état du système artériel.

L'excitation cardiaque se retrouve localisée à certains départements vasculaires, qui deviennent le siège d'un éréthisme tout spécial. On observe assez souvent des pulsations épigastriques ou bien des pulsations hépatiques. Comme le fait remarquer M⟨r⟩ Rend 2), il semble que ce soient spécialement les artères viscérales, c'est-à-dire celles qui reçoivent le plus de filets du grand sympathique qui soient le siège de cette excitation circulatoire circonscrite.

Fréquemment cette excitation vaso-dilatatrice est presque

<hr>

(1) MARIE. *loc. cit.*

(2) *Dictionnaire encyclopédique des sciences médicales.* Article : goître exophtalmique.

exclusive à la région cervicale, dont les grosses artères sont vibrantes.

On observe la danse des carotides et des vaisseaux thyroïdiens. Faible et ralenti le pouls radial contraste singulièrement avec tout ce tumulte des vaisseaux du cou.

Le goître, qui peut se montrer à toutes les phases de la maladie, s'observe généralement après les troubles cardiaques. Il survient d'une manière lente et graduelle. Au début il n'est bien prononcé qu'après les crises de palpitations ; mais bientôt son développement, qu'un amaigrissement général rend encore plus évident, reste définitif.

L'hypertrophie de la glande thyroïde est rarement très considérable, les deux lobes peuvent être également augmentés de volume ; mais le plus souvent le lobe droit est plus volumineux que le gauche. A la surface de la tumeur rampent des veines dilatées et proéminentes. La main placée sur la tumeur sent une rénitence profonde et surtout une turgescence et des mouvements d'expansion, qui soulèvent la tumeur en masse à chaque systole ventriculaire.

Le stéthoscope permet de percevoir certaines modalités de la nature du goître ; il fait entendre des bruits de souffle simple ou double avec renforcement diastolique et un frémissement vibratoire superficiel, qui traduit le volume et la rapidité des ondées sanguines à travers les vaisseaux thyroïdiens dilatés.

Dans certains cas les symptômes fonctionnels, auxquels donne naissance ce goître, sont assez peu marqués ; quelques malades ignorent même la présence de ce goître ; d'autres supportent sans peine la gêne légère qu'il provoque transitoirement après un effort, une fatigue, ou tout autre circonstance susceptible de gêner la circulation. Cependant cette indolence est l'exception ; la gêne de la respiration, la faiblesse et la raucité de la voix par compression des récurrents sont des symptômes assez fréquents toutes les fois que le goître offre un certain degré de développement.

Quand l'affection est arrivée à son complet développement, l'exophthalmie est le phénomène dont l'apparition frappe surtout l'attention du malade ou des personnes de son entourage. L'exophthalmie, qui est à peu près toujours double, se traduit tout d'abord par l'impossibilité de cligner des yeux; puis elle fait des progrès tels que les malades éprouvent de la peine à fermer complètement les paupières. Les globes oculaires plus brillants font saillie au dehors des cavités orbitaires, la sclérotique plus découverte, refoule les paupières et montre autour de la cornée un large cercle blanc; pendant le sommeil les yeux restent souvent découverts. La propulsion des globes oculaires peut être si considérable que dans un cas il y eut luxation de l'un d'eux et qu'il fallut avec les doigts le replacer dans la cavité orbitaire.

A l'étude de l'exophthalmie se rattacherait celle des complications légères ou graves qui n'en résultent que trop souvent, telles que larmoiement, conjonctivite, kératite, fonte de l'œil. D'elles encore se rapprochent les modifications que la névrose entraîne du côté de la pupille, les résultats de l'exploration du fond de l'œil, la désharmonie curieuse entre les mouvements des paupières et ceux du globe oculaire (Graëfe).

Tous ces troubles n'ayant qu'une importance secondaire au point de vue spécial qui nous occupe nous ne ferons que les signaler.

Il est quelques autres manifestations fonctionnelles qu'éprouvent du côté de la vue les malades souffrants de goître exophthalmique et qui, quoique très fréquentes, sont à peine indiquées dans les différents traités; ce sont des sensations visuelles subjectives; mais afin de les considérer dans leur évolution et dans leurs rapports avec les autres symptômes nerveux qui les accompagnent, nous nous proposons de les étudier dans le chapitre suivant.

A la triade symptomatique précédente doivent s'ajouter actuellement deux autres symptômes cardinaux de la maladie de Basedow longtemps méconnus et qui, grâce aux travaux de l'École de la Salpêtrière, ont définitivement pris place dans le cadre nosographique, c'est d'une part le tremblement qui a été étudié d'une façon complète par M. le Dr Marie (1) et d'autre part la diminution de la résistance électrique découverte par M. Vigouroux.

Pour ce dernier signe qu'il nous suffise de noter qu'on le rencontre très fréquemment.

La résistance électrique, qui, à l'état normal chez tout individu bien portant, s'élève en moyenne à 4000 ohms, présente dans la plupart des observations de profondes modifications.

Lorsque le goître est doublé d'hystérie, la résistance est toujours augmentée ; elle peut atteindre par exemple 17000, 20000 ohms et même quelquefois des chiffres plus élevés encore. Au contraire dans les cas de goître sans association d'hystérie, on la trouve habituellement diminuée. L'aiguille du galvanomètre ne marque plus que 1000 ohms et très souvent moins.

Quant au tremblement nous nous contenterons de rappeler qu'il n'existe pas de tremblement individuel des doigts et que ses principaux caractères sont la continuité, la régularité et la rapidité (8 ou 9 vibrations doubles par seconde).

En résumé les symptômes physiques auxquels donne naissance le goître exophthalmique sont : les palpitations, le goître, l'exophthalmie, le tremblement et la diminution de la résistance électrique ; lorsqu'ils sont nettement développés, leur physionomie est tellement caractéristique qu'il ne reste aucune place à l'incertitude.

Les malades portent du reste dans l'ensemble de leur état général, dans l'expression de leur facies, un cachet particulier qui frappe l'observateur. Par suite de la saillie de leurs yeux le regard devient brillant, il est étrange, dur, sauvage et d'une mobilité extrême. En même temps le visage s'altère et prend la teinte blanc mat.

Quant aux accidents nerveux ils sont remarquables autant par eux-mêmes que par leur fréquence, et il nous semble qu'on ne leur a pas jusqu'ici attribué toute la valeur qu'ils comportent. A notre avis il s'agit là d'un groupe plus compréhensif de symptômes et qui n'est que la manifestation de la coexistence d'une

(1) Thèse de Paris, 1883 et *Archives de Neurol.*, n° 16, 1879.

neurasthénie méconnue ; c'est là un point de pathologie, qui n'est pas signalé dans les livres classiques, et une opinion sur laquelle nous nous appesantirons avec quelques détails.

Quoiqu'il en soit, ainsi caractérisée, cette période d'état est susceptible de présenter au point de vue de la marche deux sortes de modifications : ce sont ou des rémissions ou des complications, qui précipitent la marche de la maladie.

Les rémissions sont elles-mêmes de deux ordres : les premières sont de simples temps d'arrêt, pendant lesquels le malade ne présente aucune aggravation, mais les symptômes cardinaux restent à peu près stationnaires ; les autres au contraire nous présentent le spectacle d'une marche véritablement rétrograde, surtout si le traitement de la Salpêtrière par la faradisation est institué ; l'on voit après un temps variable les symptômes entrer dans la phase de déclin et le sujet revenir progressivement à la santé.

Cette terminaison favorable est assez commune, il n'en est malheureusement pas toujours ainsi. Après être restés stationnaires, les symptômes cardinaux s'accentuent de plus en plus, quoique à la période terminale leur intensité semble généralement diminuer.

Mais par contre des complications viscérales éclatent, qui aggravent et précipitent la terminaison fatale.

Les symptômes nerveux deviennent par leur exagération une complication des plus sérieuses ; des hémorrhagies multiples viennent encore accroître la faiblesse des malades ; une affection organique du cœur peut s'établir, les jambes s'œdématient ; les fonctions de la nutrition déjà si languissantes souffrent de plus en plus ; des troubles cutanés (vitiligo (1), erythème noueux, urticaire, gangrènes multiples (2), alopécie (3), etc.) l'atrophie mus-

---

(1) MARIE. Observation de la maladie de Basedow avec vitiligo généralisé, (*France médicale*, 14 août 1887).

(2) FOURNIER et OLLIVIER, (*Union médicale*, 7 septembre 1867.)

(3) RENAULT. *Diag. et traitement de la maladie de Basedow.* Thèse de Paris. 1890 p. 55.

culaire (1), l'ostéomalacie, la chute des dents (2) etc.), qui sont également l'expression de la perturbation du système nerveux (Charcot) surviennent. L'examen des urines décèle souvent la présence d'une albuminurie permanente; les fonctions digestives présentent des alternatives d'anorexie complète et de boulimie avec diarrhées paroxystiques (3), se compliquant parfois d'ictère et les malades succombent dans, une véritable cachexie nerveuse, résultat d'une déchéance physique progressive.

Enfin la mort peut encore être déterminée par l'invasion d'une maladie intercurrente, telle que la pneumonie, la tuberculose, etc..

Marche. — Au point de vue de sa marche le goître exophthal mique présente de grandes variétés : à côté de ces cas exceptionnels où la maladie suit une marche aiguë (4), il faut citer les cas ordinaires dans lesquels elle procède par une série d'accès d'abord très courts, légers, transitoires, puis de plus en plus graves et prolongés. L'affaiblissement général ne s'opère pas en effet suivant une courbe régulière, mais par crises qui éclatent brusquement et dont les exacerbations sont progressiment croissantes.

Toutes les considérations précédentes ne s'appliquent pas aux troubles nerveux si complexes que l'on rencontre constamment dans le goître exophthalmique; pour nous en effet ces symptômes nerveux, en reproduisant dans leurs traits fondamentaux le tableau classique d'états cérébraux aujourd'hui définitivement classés nosographiquement, attestent une individualité propre dans l'ordre des manifestations psychopathiques et démontrent qu'ils n'ont d'autres rapports avec le goître exophthalmique que

---

(1) HARMINUS HUBER. Goître exophthalmique compliqué d'atrophie musculaire et alopécie (*Corresp. Blatt für Schweizer Aertze*, p. 539. 1er septembre 1889).

(2) KŒPPEN. Lésions du système osseux dans la maladie de Basedow (*Société de psychiatrie et de névrologie de Berlin*, séance du 14 mars 1892).

(3) CHARCOT. *Policlinique des mardis* (10 avril 1888).

(4) HARDY. *Gazette des hôpitaux*, 15 mai 83.

celui de coexister et d'évoluer avec leur symptomatologie spéciale chez un même individu.

Pour revenir aux symptômes classiques de la maladie de Basedow nous ajouterons qu'elle ne comprend pas toujours identiquement la même forme clinique.

Comme nous l'avons vu précédemment, cette maladie est susceptible de présenter dans quelques cas relativement rares des complications redoutables, presque toujours mortelles ; à ces formes graves on peut opposer les cas bénins, les formes frustes, que les travaux de M. le Professeur Charcot et de M. le docteur Marie ont bien mis en relief (1) et que nous n'avons qu'à mentionner.

Durée. — La maladie peut se juger en quelques mois : c'est la grande exception ; le plus ordinairement la guérison ne s'effectue qu'en deux ou trois ans, dans quelques cas elle n'accomplit son évolution totale que dans l'espace de six et douze années.

Tel est, esquissé à larges traits, le tableau clinique du complexus morbide spécial, qui caractérise le goître exophthalmique.

---

(1) MARIE. *Formes frustes de la maladie de Basedow.* Th. Paris 1883.

CONSIDÉRATIONS GÉNÉRALES SUR LES TROUBLES MENTAUX ASSOCIÉS AU GOITRE EXOPHTHALMIQUE.

Jusqu'ici nous avons passé en revue les signes fondamentaux de la maladie de Graves, maintenant il nous reste à nous occuper des modifications profondes que présente l'état mental. C'est là tout un côté de l'histoire de l'affection, encorë mal connu, à peine signalé et qui présente cependant un grand intérêt. Pour nous ces phénomènes considérés au point de vue des lois générales, qui les relient et les commandent, jouent un rôle considérable dans la symptomatologie du goître exophthalmique et ce ne serait pas exagérer leur importance que de leur accorder une valeur de premier ordre.

Il convient tout d'abord d'insister sur la constance presque absolue de ces troubles cérébraux. Pendant les deux années que nous avons passées dans le service de M. le professeur Charcot et nos trois années d'internat à Sainte Anne, nous avons examiné un grand nombre de goîtres exophthalmiques, et en analysant avec attention l'état mental de ces malades nous avons constaté que chez tous les facultés intellectuelles avaient subi une déchéance notable, et que chez eux le goître s'était combiné avec l'une des affections de la famille neuropathologique.

Du reste l'équilibre des facultés intellectuelles est si visiblement troublé chez tous ces malades, chez ceux même qui ne présentent pas de perversion du jugement, que les quelques mots, que l'on trouve consacrés dans presque toutes les observations « aux modifications du caractère » permettent, sinon d'avoir quelques notions précises sur cet état intellectuel, du moins de pressentir combien il s'écarte fréquemment de la normale. D'après nos observations, nous croyons pouvoir avancer que, sous une forme ou sous une autre, les troubles psychiques sont si constants qu'il n'y a pas pour ainsi dire de maladie de Basedow sans troubles psychiques.

A quel genre de troubles psychiques avons-nous affaire ? S'agit-il de phénomènes nerveux indéfinis ? Sont-ce de simples troubles de réaction générale sans caractères génériques ; ou bien ne ressortissent-ils pas plutôt à des délires aujourd'hui nettement caractérisés et définitivement classés dans le cadre nosographique ? Ces symptômes cérébraux sont-ils les effets du goître exophthalmique ou bien goître exophthalmique et troubles psychiques ne dérivent-ils pas plutôt d'une souche commune, et ne sont-ils pas des variantes d'une même prédisposition héréditaire ? Ce sont-là autant de questions extrêmement embarrassantes et dont la solution complète, dans l'état actuel de nos connaissances en psychiâtrie nous semble même impossible à donner. Cependant, sans avoir la prétention de résoudre la délicate question de la nature intime de ces troubles psychiques et de leur origine pathogénique, nous estimons que par leur précision, par leurs caractères bien accusés les observations, que nous avons réunies ici, apportent des faits importants pour l'étude de cette question ; nous croyons qu'ils en éclairent certains points obscurs et militent en faveur de la dernière des hypothèses que nous émettions tout à l'heure.

Les opinions des auteurs sur ce sujet sont des plus sommaires et se réduisent à une énumération de symptômes des plus simples.

Ils ne voient dans l'état de l'intelligence et du caractère des exophthalmiques que des phénomènes nerveux bizarres, capricieux, qu'ils sont disposés à rattacher tantôt à la chlorose (Bouillaud), tantôt à des troubles de l'intestin, on à la dilatation de l'estomac ; ils n'ont en vue que des troubles vagues, indéfinis, et dans cet ordre d'idées, prêtent aux malades des symptômes, qui ne seraient que d'une valeur bien relative, puisqu'ils seraient secondaires et ne sembleraient être reliés entre eux par aucune loi générale.

Rencontre-t-on associés à la maladie de Basedow des psychoses systématiques, des névroses convulsives, dont les caractères classiques bien évidents frappent l'attention, on considère cette coïncidence comme une curiosité, dont on ne cherche point l'in-

terprétation ; on ne s'occupe point de déterminer si les troubles
de l'innervation sont consécutifs à la maladie de Graves ou si m
plement concomitants, en sorte qu'à s'en rapporter à l'exposé
historique des idées émises sur les troubles intellectuels, leur
rôle dans le goître exophthalmique, quoique signalé, serait des
plus modestes.

Après une analyse clinique attentive des troubles mentaux
que nous avons notés chez nos malades, et, surtout après l'étude
de leur évolution observée chez quelques-uns pendant plusieurs
années, nous estimons que tous ces troubles relèvent d'états
cérébraux, distincts, indépendants du goître exophthalmique ;
il s'agit là, pensons-nous, d'une coexistence et rien de plus ;
la seule solidarité qu'il nous semble permis d'accepter entre ces
deux ordres de phénomènes morbides est leur commune et loin-
taine origine dans une prédisposition antérieure.

Ici encore en effet c'est l'hérédité morbide qui prépare le terrain pathologique, sur lequel vont germer et se développer côte
à côte goître exophthalmique et troubles mentaux ; ici encore
nous retrouvons comme cause originelle et commune de la production des deux ordres de symptômes cette prédisposition héréditaire, dont les médecins aliénistes ont eu les premiers le mérite de signaler l'intensive puissance, et, qui aujourd'hui, sous la
haute autorité de M. Charcot, est admise sans conteste comme
dominant toute l'étiologie des maladies nerveuses.

Est-ce à dire qu'en rappelant ici la valeur étiologique absolue
de l'influence héréditaire, et en insistant sur l'imperfection na-
tive du cerveau de tous nos malades, nous prétendions rattacher
les différents délires, dont nous allons donner les observations,
à cette forme clinique imaginée sous le nom de dégénérescence
héréditaire ?

Certes non, il faut y reconnaître seulement notre intention de
bien spécifier que les délires, qui ne sont point créés par le goître, n'appartiennent pas au tableau symptomatique de la maladie,
et qu'entre ces deux ordres de symptômes il n'y a que des atta-
ches constitutionnelles.

Ainsi que nous nous efforcerons de le faire ressortir dans un travail de plus longue haleine comprenant toute une série d'observations soigneusement recueillies pendant nos quatre années passées dans les services de maladies nerveuses et que nous espérons publier prochainement dans une étude comparée sur les délires associés aux différentes maladies de la moelle, cette formule de dégénérescence héréditaire, devenue du reste par trop commode et monotone, est de celles qui embrassent tant d'éventualités possibles, tant de combinaisons hasardeuses, que la compréhension à laquelle elle se prête est faite pour en restreindre l'exactitude pratique.

Dire d'un vésanique qu'il rentre dans la catégorie des dégénérés héréditaires, c'est émettre une notion d'une incontestable utilité ; elle peut même conduire à des prévisions, qui parfois se justifient, mais qui, en n'offrant trop souvent qu'une flatteuse apparence de certitude, démontrent qu'on a envisagé sous cette rubrique des cas analogues sans doute, mais non identiques.

Voici un autre ordre de considérations, mais celles-ci trop évidentes pour que nous ne nous contentions pas de les signaler ans y insister, c'est qu'il n'existe pas à proprement parler de ͏ie, de mélancolie, de délire de persécution.... basedowiens ; la raison toute simple à alléguer, c'est que ces prétendus délires basedowiens n'affecteraient aucun caractère qui leur soit particulier, aucune couleur spéciale. Autant vaudrait soutenir cette étrange théorie que le goître exophthalmique est une névrose faite de tous les phénomènes morbides qu'on rencontre sur un même sujet, si disparates qu'ils fussent.

Sous ce rapport la seule déduction logique à tirer est que la présence constante des troubles mentaux chez les exophthalmiques constitue une nouvelle preuve en faveur de l'étroite parenté, qui existe entre cette maladie et les autres névroses ; ce sont là comme autant de rameaux issus d'une seule et même souche nerveuse.

Il est un troisième point de la question, qui mérite dans l'espèce qu'on s'y arrête plus minutieusement, c'est que, s'il est démontré que l'on peut rencontrer avec le goître l'angine de poitrine, la migraine ophthalmique, le vertige de Ménière (1), ainsi que toutes les modalités possibles en fait d'affections médullai- res, telles que tabes (2), atrophie musculaire progressive, para- lysie agitante (3) etc... on peut de même, au point de vue céré- bral et au point de vue des névroses, observer toutes les variétés.

D'après les seuls faits publiés jusqu'à ce jour, et d'après nos observations, il est en effet facile de se convaincre que les déli- res, qui font cortège à la maladie, sont dans leurs manifesta- tions, leur intensité, leur durée, leur marche aussi compréhen- sifs que variés. Tantôt ces perturbations dans la sphère intellec- tuelle peuvent n'être qu'un orage, qui éclate avec violence et qui passe rapidement sans laisser de traces (observation XVIV): tantôt le délire s'éternise des mois, des années comme dans no- tre observation VIII, où la marche du délire essentiellement hronique comprend quatorze années.

En poursuivant l'analyse clinique nous devrons donc arriver à dissocier ces troubles psychiques, malgré leur complexité et chercher à les rattacher aux formes mentales classiques aux- quelles elles appartiennent.

C'est là au point de vue clinique la partie incontestablement la plus intéressante de notre étude, puisque elle seule peut nous permettre de porter sur l'avenir du délire un pronostic sérieux.

Dans cette étude nous ne nous occuperons nullement de ces simples changements de caractère, de ces troubles superficiels

---

(1) *Union médicale,* 1882.
(2) CHARCOT : *Leçons du mardi* : 22 janvier 1889.
JOFFROY et BALLET, Des rapports de l'ataxie et du goître exophthal- mique. *Société médicale des Hôpitaux*, 8 février 89.
BARRIÉ. Tabes dorsal et goître exophthalmique. *Société médicale des Hôpitaux*, 14 décembre 1888.
FÉRÉOL. Sur un cas de goître exophthalmique compliqué d'ataxie lo- comotrice. *Société médicale des Hôpitaux*, 8 Janvier 1875.
(3) MARIE. Association de maladie de Basedow avec Parkinson, *Progrès médical*, 14 Juillet 1883.
MOBIUS. Combination von morbus Basedowii und paralysis agitans, *Betz's memorabilien.* Heft.-3, 1883

excitables, mobiles, instables, les autres tristes, apathiques, déprimés : ce sont là autant de phénomènes morbides tout-à-fait comparables à ces états que l'on désigne dans la pathologie ordinaire sous les noms d'adynamie, d'ataxie, états qui ne constituent pas plus un véritable processus vésanique que les rêvasseries qui accompagnent l'accès fébrile, et qui n'ont aucun rapport avec les maladies nerveuses à entité morbide et à fixité nosographique bien définie.

Comme dernière appréciation générale des rapports des psychoses et du goître exophthalmique, nous ferons remarquer qu'en dehors de tout stigmate hystérique la plus grande partie de nos malades présente une dépression morale et intellectuelle avec perte de la mémoire, insomnie et faiblesse générale ; les symptômes par lesquels s'affirme cette dépression spéciale, d'après nous, reproduisent exactement dans ses traits fondamentaux cette symptomatologie que M. Charcot a su tirer du chaos de l'ancien nervosisme et qui aujourd'hui mise en pleine lumière sous le nom de neurasthénie occupe en neuropathologie une place si considérable. C'est là une des formes communes, habituelles, prédominantes, que revêtent les troubles psychiques entremêlés au goître exophthalmique. On trouvera dans nos sept observations de la maladie de Basedow sans hystérie des documents positifs en faveur de cette manière de voir.

Quant aux autres troubles mentaux, il s'agit de formes délirantes, qui répondent à des constitutions acquises ou innées : c'est l'hérédité de transformation ou l'hérédité similaire qui fait entrer les exophthalmiques de plein pied dans l'aliénation mentale ; ces troubles psychiques sont alors l'expression la mieux accusée de psychoses aujourd'hui classées, et l'on peut reconstituer de toutes pièces lesdeux états pathologiques (goître et psychose) qui coexistent chez un même individu.

Il n'y a donc aucune parité à établir au point de vue clinique entre ces deux catégories d'exophthalmiques ; chez les premiers les troubles psychiques s'établissent par un changement d'humeur, par une indifférence générale avec abattement physique et moral. Il n'existe pas de conceptions délirantes à proprement par-

ler ; mais la grande tristesse, les stigmates neurasthéniques constituent un ensemble de symptômes, et accusent un trouble céré-
bro-spinal profond, qui vient le plus souvent se greffer sur le
goître préexistant ou rarement le précède.

Chez les seconds au contraire il s'agit d'un cas de délire, qui,
peu ou pas influencé par la présence du goître exophthalmique,
suit son cours avec ses caractères particuliers.

L'ensemble de nos observations, qui doivent se classer sous
un double chapitre, conduit donc à établir une première division
fondamentale dans le groupe fort complexe de ces symptômes
psychiques : dans une première classe viennent se placer les
troubles intellectuels neurasthéniques ; dans la deuxième il
faut ranger les vésanies.

Nous commencerons dans le chapitre suivant par faire l'histoire clinique de ces intéressantes et singulières complications
nerveuses, dont nous discuterons la nature neurasthénique, en
nous appuyant sur des faits, qui sont en assez grand nombre et
dont la valeur peut facilement être contrôlée par des observations
nouvelles ; puis après, avoir ainsi tout d'abord insisté sur l'influence prédominante des phénomènes neurasthéniques, nous
grouperons dans un autre chapitre des exemples typiques de
toutes les formes délirantes, qui peuvent, quoique complètement
étrangères au goître exophthalmique, se montrer combinées à la
névrose.

NEURASTHÉNIE ET GOITRE EXOPHTHALMIQUE.

Avant d'envisager individuellement chacun des cas de désordres nerveux, qui ne dépendent pas de l'aliénation mentale proprement dite et que nous considérons comme appartenant à la neurasthénie, il est utile d'examiner la question à un point de vue général et de suivre ces symptômes dans leur ensemble pour chercher à en montrer le genre de début, la graduation successive, le mode d'évolution. D'après nos observations et indépendamment des caractères particuliers d'ordre secondaire, le plus souvent relatifs au sujet, nous croyons qu'il n'est pas impossible de tracer un tableau d'ensemble, en prenant comme type de description, la forme habituelle, celle qui résume le mieux les principales éventualités cliniques.

Il s'agit là d'un état cérébral d'une importance assez grande, puisqu'il s'observe dans la grande majorité des cas de goître exophthalmique. Il peut du reste apparaître plus ou moins accentué à tous les stades de la maladie: il peut faire partie du cortège des prodromes oubien n'apparaître que lorsque la maladie est à sa période d'état. Parfois enfin il ne se montre qu'au moment de la convalescence ou encore comme dans notre observation I avant que les signes du goître se soient manifestés.

Quoi qu'il en soit de cette irrégularité d'apparition de la neurasthénie dans la maladie de Graves, elle s'annonce par des symptômes prémonitoires très variables ; le plus habituel, celui sur lequel les malades insistent surtout, c'est la modification profonde qu'a subi dans son ensemble leur état mental, c'est leur changement de caractère, leur mobilité d'humeur et surtout le sentiment de courbature intense et profonde qu'ils éprouvent.

Autrefois actifs, pleins d'entrain, ils sont abattus, apathiques ; aux symptômes du goître, se joignent des lourdeurs de tête, des douleurs le long du dos, de l'insomnie et un sentiment de fatigue non motivée, accompagnée de faiblesse, qui rend parfois la marche presque impossible.

Cette période prodromique est du reste bientôt épuisée, et parfois en continuant à se développer parallèlement à la marche de la maladie, ces symptômes nerveux d'un autre ordre s'aggravent et en arrivent à leur période d'état.

Pour la commodité de la description, il convient de faire un classement méthodique de ces phénomènes neurasthéniques, et nous croyons pouvoir distinguer trois ordres de symptômes : les symptômes céphaliques, les symptômes spinaux et les symptômes généraux, que nous allons examiner successivement.

1° *Symptômes céphaliques.* — Dans les cas ordinaires la céphalée est la règle, et c'est aussi un des premiers phénomènes que l'on observe, cette céphalée consiste bien, comme toute céphalée neurasthénique, en une sensation pénible de constriction circulaire du crâne, exceptionnellement violente, plutôt accablante ; elle est comparée par les malades à la sensation d'une sorte de casque lourd et étroit, dont la pression serait plus particulièrement douloureuse aux régions frontale et occipitale. Elle est intermittente, ses reprises coïncident quelquefois avec les crises de tachycardie ; sa rétrocession par amélioration des symptômes du goître est habituelle.

A cette céphalée se joignent des vertiges, qui, considérés comme tout à fait insolites dans le goître exophthalmique, nous ont au contraire paru être assez fréquents. Il ne s'agit du reste pas d'un état vertigineux habituel, permanent, comme dans certaines affections médullaires, telles que sclérose en plaques, ataxie, etc., mais seulement de vertiges passagers, éphémères, qui ne se produisent qu'à intervalles plus ou moins espacés, pendant un instant, et disparaissent aussitôt. On pourrait se demander si ces vertiges ne relèvent pas plutôt du goître que de l'état neurasthénique qui y est associé. Sans oser préjuger la question, nous croyons que, par ses caractères, ce phénomène nerveux appartient bien à la neurasthénie.

Au bout d'un temps variable, le plus souvent de très bonne

heure, l'état mental se traduit par une dépression, que reflète l'expression de la physionomie, triste et abattue, et si marquée qu'elle n'est pas dans l'attitude des malades un des traits les moins remarquables. Bien qu'il ne s'agisse pas ici de conceptions délirantes, et quoique les malades, dont nous nous occupons en ce moment, aient toujours conscience de leur état, il est notoire qu'ils prsentent une profonde altération des facultés intellectuelles ; celles-ci se sont émoussées, alourdies ; devenues défectueuses, elles ne donnent plus qu'imparfaitement les éléments nécessaires au travail le plus simple

Comme le fait remarquer M. le Dr Levillain dans son traité sur la neurasthénie (1) :

« Cet affaissement psychique n'est qu'une des formes de l'épuisement nerveux général, il correspond assez exactement au dégré de l'affaiblissement musculaire.

« On sait que l'attention ou tension de l'esprit correspond à un certain état de tension musculaire (Féré), or, chez les neurasthéniques, dont l'énergie musculaire est diminuée, il n'est pas étonnant d'observer une diminution parallèle de la vigueur psychique non pas que l'une soit dépendante de l'autre, mais l'une ne va pas sans l'autre ; l'asthénie psychique de même que l'amyosthénie ne sont que des manifestations équivalentes de l'épuisement de la tonalité physiologique générale. »

Ce qui domine encore parmi les caractères psychiques, c'est une tristesse profonde, qui pèse de plus en plus sur toutes les pensées des malades ainsi portés vers les idées de suicide. En même temps ils deviennent maussades, impatients, hargneux et surtout d'une remarquable émotivité.

Leur volonté est souvent bien faible, quand elle n'est pas nulle. Les malades, emportés irrésistiblement par une irrésolution perpétuelle, s'abandonnent à leur affaissement. Un trouble, qui résulte de la même cause, est l'affaiblissement profond de la puissance d'attention devenue incapable de se fixer pendant quelque temps sur un sujet quelconque ; il leur faut laisser tout

(1) Levillain. *La Neurasthénie*, 1891. p. 102.

travail inachevé et bientôt ils tournent au désœuvrement, à l'inertie, à la passivité.

Aucune faculté ne donne mieux la mesure de l'affaissement
psychique que l'insuffisance ou l'impuissance de la mémoire.
Ils ne se rappellent plus le lendemain ce qu'ils ont fait la veille ;
la perception et surtout la conservation des impressions par la
mémoire sont devenues si laborieuses qu'ils relisent plusieurs fois
un paragraphe, sans pouvoir se le rappeler ; bientôt ils se voient
obligés de renoncer à la lecture ; l'amnésie est surtout marquée pour les noms propres.

Du côté de la sphère passionnelle, il est une autre série de perturbations, c'est la perversion des sentiments affectifs ; lorsque
l'on interroge les malades atteints de goître exophthalmique,
ils répondent qu'ils sont devenus d'une indifférence complète,
non seulement pour ce qui les regarde, mais pour tout ce qui
touche à leur famille, pour les êtres qui leur sont les plus chers
indifférence allant parfois jusqu'à les prendre en aversion. — La
plupart des observations que nous allons rapporter en sont des,
exemples.

Il faut encore noter l'insomnie, tantôt les nuits sont mauvaises, pénibles, difficiles, occupées par des rêves quelquefois ter
rifiants et des r éveils subits suivis de longues heures d'insomnie
tantôt, pendant de longues périodes, les malades ne dorment pas
une seule minute, c'est une insomnie invincible.

Les organes des sens sont aussi troublés dans leur fonc-
tionnement ; ces symptômes consistent surtout en certains troubles de la vue, peu connus, ou non encore signalés.

Les troubles visuels revêtent plusieurs types différents. Ceux
qui accompagnent presque toujours et d'une manière précoce le
goître exophthalmique, sont purement subjectifs : ils acquiè-
rent une certaine importance non-seulement en raison de leur
fréquence, mais encore en raison de la gêne qu'ils occasion-
nent.

Il s'agit là d'une variété de troubles pour lesquels le cerveau
n'entre pour ainsi dire pas en jeu et qui paraissent surtout tenir
à l'état de la circulation du fond de l'œil : ce sont bien moins

des hallucinations proprement dites que des illusions ; généralement ils consistent en scotomes scintillants, en myiodopsie.

Les malades voient une multitude de points brillants aux vives couleurs ; ce sont des étincelles, des poussières lumineuses scintillantes, des pluies d'étoiles (observation IV), des mouches volantes (observation de M. Rendu). Parfois ces sensations subjectives consistent en la figuration de cercles ou de gerbes de feu, ou bien de taches noires, de nuages flottants (observation II), rarement elles se présentent sous la forme d'éclairs, de zigzags, de scotomes scintillants (observation VII).

Quelles que soient leurs formes, ces scintillements toujours multiples se meuvent, se déplacent, passent devant les yeux, se rapprochent puis s'éloignent. Ils surgissent subitement dans toute l'étendue du champ visuel, tantôt lorsque les malades fixent attentivement un objet, tantôt et plus fréquemment sous l'influence des accès de palpitations, dont ils suivent les fluctuations. Ils sont plus ou moins intenses ou à peine apparents, selon que l'exaltation du système vasculaire orbito-oculaire est elle-même plus ou moins accusée. Ils durent quelques minutes puis disparaissent pour reparaître parfois jusqu'à 5 ou 6 reprises dans la même journée.

Les malades mettent facilement sur la voie de ce trouble dont ils se plaignent vivement : tantôt ils ont en effet la sensation que ces points lumineux vont se projeter dans leurs yeux, tantôt ces points couvrent l'ouvrage que ces malades regardaient ; dans tous les cas ces hallucinations élémentaires revêtent si bien tous les caractères de la réalité qu'ils nécessitent l'interruption momentanée de tout travail. Chez un de nos malades ces sensations lumineuses étaient au début les seuls symptômes dont il se plaignait, mais elles étaient extrêmement pénibles. Il alla consulter un des oculistes les plus en renom de Paris, qui, méconnaissant la nature subjective de ces troubles et malgré plusieurs examens ophthalmoscopiques négatifs, finit par diagnostiquer une lésion, pour laquelle il pratiqua une sclérotomie.

Lorsque le goître ne s'associe à aucune vésanie, ces hallucinations élémentaires de la vue sont la règle.

Y a-t-il au contraire association du délire de persécution, de délire alcoolique, hystérique, etc..... on observe des hallucinations proprement dites, embrassant une scène plus ou moins vaste et se montrant avec les caractères intrinsèques et propres à chacun de ces délires ; en sorte. que seule l'étude attentive des troubles hallucinatoires avec leurs modes d'expression clinique si variés et si différents dans le goître exophthalmique suffirait à prouver que ces hallucinations sont alors des éléments d'association, qui appartiennent bien aux psychoses coexistantes, mais qui ne peuvent à aucun titre entrer dans le tableau clinique de la maladie de Basedow.

Nous devons signaler maintenant un autre groupe de symptômes oculaires, que l'on pourrait appeler des crises d'asthénopie.

Dans la plupart des cas de la maladie de Graves, l'œil se fatigue rapidement, il devient en dehors des accès de myiodopsie, incapable de tout travail.

Toute fatigue oculaire, lecture, couture..., provoque cette irritabilité spéciale ou l'augmente; très rapidement sous l'influence d'un travail un peu prolongé, la vision se modifie, s'obscurcit, devient moins nette, le contour des objets semblant indécis et nuageux.

Notons également une hyperesthésie rétinienne, qui peut devenir exceptionnellement exagérée comme dans l'observation publiée par M. Rendu.

Il s'agissait d'une dame atteinte de goître exophthalmique et chez qui la photophobie était telle que durant plusieurs mois il lui fut impossible de se tenir dans une chambre à moins d'avoir les rideaux hermétiquement fermés; la vue d'une bougie, la lueur même d'une veilleuse, provoquaient chez elle une sorte d'accès spasmodique, pendant lequel le sang affluait au visage et le cœur battait d'une façon désordonnée. Cette hyperesthésie rétinienne disparut progressivement avec les autres symptômes.

Une loi générale domine tous ces troubles de la vue, c'est qu'ils correspondent à des modifications essentiellement dynamiques.

L'examen ophthalmoscopique de l'œil a été pratiqué avec la plus grande obligeance par M. le docteur Dehenne chez tous les malades dont nous donnons l'observation et chez aucun d'eux, malgré un examen minutieux, il n'a été possible de constater de lésions soit dans le milieu de l'œil, soit sur la rétine.

Comme autres symptômes négatifs, mais qui méritent de fixer l'attention des médecins, citons l'absence de troubles soit du côté de la vision colorée, soit du côté du champ visuel.

Chez les sept exophthalmiques sans hystérie, que nous avons examinés avec M. le Dᵣ Dehenne, nous avons observé que le champ visuel présentait les trois caractères qu'il possède à l'état physiologique (1): il était régulier, il était étendu, et il donnait pour la disposition relative des couleurs l'ordre décroissant physiologique que voici: plus étendu pour le blanc que pour le bleu, pour le bleu que pour le jaune, pour le jaune que pour le rouge, pour le rouge que pour le vert, pour le vert que pour le violet.

Il n'y avait donc aucune inversion pour les couleurs et il s'agissait bien, dans tous les cas, de champs visuels absolument normaux.

Ces résultats, qui sont en contradiction avec ceux obtenus dernièrement par deux auteurs allemands, MM. Kast et Wilbrand, concordent complètement avec ceux que M. Souques a communiqués à la société de Biologie (2). Comme cet auteur nous croyons donc pouvoir affirmer que le rétrécissement permanent du champ visuel n'appartient pas non plus au tableau symptomatique de la maladie de Basedow et qu'en l'absence de lésions matérielles de l'encéphale, du fond ou des milieux de l'œil, il n'y a encore là qu'un symptôme d'association de nature hystérique.

Sans parler de complications, telles que presbytie, myopie (Galezowski), de troubles paralytiques fugaces (Féréol) (3), d'insuf-

---

(1) CHARCOT. — *Leçons sur les maladies du système nerveux.*
(2) SOUQUES. — *Société de Biologie.* (Séance du 16 mai 1891).
(3) FÉRÉOL : *loc. cit.* — FINLAYSON : paralysie de la troisième paire comme complication de la maladie de Graves, *Brain* nº 51, 1890.

fisance du mouvement de convergence (1) ou bien encore d'altérations des organes accessoires (conjonctivite, keratite etc...), que nous avons signalés au chapitre des symptômes ordinaires, nous pouvons donc tirer de cette étude de l'œil basedowien plusieurs conclusions ; ce sont :

1º Fréquence et même constance de sensations visuelles subjectives consistant en scotomes scintillants et myiodopsie, dont la cause parait être l'état de la circulation du fond de l'œil ; absence d'hallucinations en dehors de psychoses coexistantes ;

2º Hyperesthésie rétinienne ;

3º Crises d'asthénopie ; insuffisance du mouvement de convergence ;

4º Absence de lésions ophthalmoscopiques ;

5º Intégrité de la vision colorée ;

6º Intégrité du champ visuel ;

L'examen des autres sens ne permet de constater rien de bien particulier.

Du côté de l'ouïe nous noterons seulement une hyperexcitabilité très marquée. Les seules sensations subjectives qu'accusent les malades sont des bourdonnements, des sifflements, le bruit du vent qui souffle, etc., etc., mais dans aucun cas de goître, pur de toute association morbide, nous n'avons observé d'hallucinations de l'ouïe ; comme du côté la vue il s'agit donc toujours de troubles subjectifs élémentaires.

Enfin, phénomène tout-à-fait en dehors des symptômes nerveux du goître exophtalmique et qui ne mérite d'être signalé que parce qu'il s'accompagne de beaucoup d'autres malformations physiques, c'est la fréquence des malformations de l'oreille. Indiquons qu'il peut y avoir tantôt atrophie du pavillon de l'oreille, tantôt hypertrophie ; les oreilles peuvent être grandes, mal ourelées, détachées de la tête avec ou sans sessilité

---

(1) PARINAUD. (in th. de Paris : Dr LEVAL-PICQUECHEF) — MOBIUS. *Centralblatt für Nervenkeil.*, 1886, p. 356.

du lobule. Ce sont là quelques-uns des stigmates physiques multiples que l'on rencontre habituellement chez les malades, et que, bien entendu, nous ne signalons ici qu'en passant, et seulement comme faisant cortège aux déviations psychiques que nous étudions.

L'odorat et le goût ne sont pas intéressés dans leur sensibilité spéciale. De même dans ses différents modes, la sensibilité générale est toujours conservée.

Tous ces troubles de la sensibilité, dont la plupart ne sont que des symptômes neurasthéniques plus ou moins accentués, apparaissent ordinairement en même temps que les autres phénomènes nerveux, étudiés jusqu'ici et qui sont du reste du même ordre.

Comme le pouvait faire prévoir l'absence de lésions matérielles, ils se terminent au bout d'un temps très variable par la guérison.

2° TROUBLES SPINAUX. — Les troubles spinaux, qui peuvent être un des modes de début des troubles nerveux sont pour ainsi dire constants. Beaucoup de malades atteints de la maladie de Basedow accusent une hyperesthésie localisée le long de la colonne vertébrale. Elle est le plus souvent exaspérée par la pression sur les apophyses épineuses, ou spontanément au moment des crises, sans que l'on puisse du reste constater que les points douloureux soient exactement circonscrits au lieu d'émergence des nerfs rachidiens. Comme la céphalée, dont elle est l'analogue, cette rachialgie consiste en une gène pénible plutôt qu'en une douleur véritable, elle rend tout mouvement difficile. Quoique généralisée à toute la colonne, elle a deux foyers d'irradiation très-nets, qui rappellent exactement les deux points maximum de la rachialgie neurasthénique, décrite par M. Charcot sous les noms de plaque cervicale et de plaque sacrée.

D'autres symptômes ont une signification analogue : les membres supérieurs et inférieurs sont le siège de courbature, d'endolorissement, parfois même de sensation de broiement dans les articulations. Les exophthalmiques éprouvent encore des raideurs insolites et fugaces, toutes sensations qui s'accompagnent d'un état de fatigue et d'asthénie musculaires caractéristiques. Les divers segments des membres étendus ou fléchis volontairement par le malade, résistent fort peu aux mouvements de sens contraire qu'on leur imprime. La marche est très fatigante et après une course un peu longue les jambes paraissent lourdes, difficiles à mouvoir, parésiées; elles fléchissent tout à coup sous le poids du corps; cela rappelle le dérobement des membres inférieurs dans l'ataxie locomotrice (1). Ces troubles de la motilité progressent en général graduellement; dans certains cas on voit les membres affaiblis reprendre pour un temps leur énergie première; c'est seulement lorsque ces rémissions se sont produites à deux ou trois reprises qu'ils disparaissent complètement.

Les fonctions génitales sont presque toujours profondément modifiées. Chez l'homme ces troubles peuvent commencer par une hyperexcitabilité génitale, qui très rapidement aboutit à une véritable impuissance passagère; chez la femme bon nombre d'observations insistent sur les troubles de la menstruation.

Ces désordres utérins, qui se compliquent de manifestations douloureuses, sont si bien d'ordre nerveux qu'ils restent réfractaires à toute thérapeutique locale, tandis qu'ils s'améliorent sous l'influence d'un traitement antineurasthénique.

3° TROUBLES DES FONCTIONS GÉNÉRALES. — Quels que soient les symptômes céphaliques et spinaux, il est remarquable de voir combien ils provoquent de réaction générale de la part des grandes fonctions de l'économie. Ainsi les fonctions digestives sont troublées dès le début; l'appétit est moindre. Cette inappétence allant jusqu'à l'anorexie absolue contraste singulièrement avec les accès de boulimie, qui sont le plus souvent passagers. La plupart des malades sont dyspeptiques; à peine ont-ils pris quelques aliments qu'ils accusent une sensation de lourdeur et

---

(1) CHARCOT : *Leçons du mardi* (1888-89, p. 285, 239, 240).
CHEVALIER. : *Des troubles de la motilité et de la pathogénie du goitre exophthalmique.* Thèse de Montpellier 1890.

de plénitude de l'estomac qui se ballonne ; pendant ou peu après le repas, des bouffées de chaleur montent à la figure ; ils ressentent une lassitude, une torpeur intellectuelle et un besoin impérieux de dormir. Comme on le voit chez nos malades ces troubles gastriques reproduisent exactement la symptomatologie des dyspepsies neurasthéniques.

Nous ne parlons pas d'un des symptômes les plus graves, la lientérie, qui est considérée comme un désordre essentiel du goître et que nous avons du reste signalée dans le chapitre des symptômes ordinaires de la névrose.

Quant aux troubles de la circulation il est trop difficile de dissocier ce qui appartient à la maladie de Beard de ce qui est le fait du goître exophthalmique ; pour cette dissociation nous devons nous contenter de signaler en passant la possibilité d'accès de fausse angine de poitrine (1).

La respiration est aussi touchée ; l'opinion générale est que les fonctions respiratoires sont moins souvent atteintes que les autres. Mais en nous basant sur plusieurs graphiques respiratoires, recueillis à l'aide de l'appareil de Marey et que nous comptons reproduire dans un prochain travail, dont nous avons déjà publié plusieurs considérations (2), nous croyons pouvoir avancer que l'innervation des muscles respiratoires est toujours atteinte ; et si en dehors des crises, les mouvements de la cage thoracique sont réguliers et uniformes dans leur rhythme, ils sont par contre certainement plus ralentis et moins amples qu'à l'état normal.

Tous ces phénomènes céphaliques, rachidiens et généraux, s'établissent en général progressivement et évoluent parallèlement à la marche de la maladie de Basedow ; quelquefois cependant il y a des périodes d'arrêt pour la neurasthénie, tandis que le goître exophthalmique poursuit sa marche aggravante. Il est en effet remarquable de voir la neurasthénie et la maladie de Base-

<hr>

(1) RENAULT : *Diagnostic et traitement de la maladie de Basedow*, Th. de Paris, 90 ; observation xx, p. 62.

(2) Voir *Mercredi Médical* (16 avril 92). KLIPPEL et BOETEAU. Des troubles de la respiration dans les maladies mentales.

dow se séparer aussi nettement par leur évolution et par leur marche que par leur symptomatologie. L'analyse attentive de la synthèse clinique que nous nous sommes proposée comme étude dans ce chapitre permet de voir que si les phénomènes neurasthéniques s'observent aux différentes heures de la journée, ils sont surtout plus marqués le matin ; c'est en effet au moment du lever que les exophthalmiques sont le plus accablés de fatigue, le plus incapables de penser ou d'agir, le plus enclins à un découragement extrême, tandis que sous l'influence du repos les palpitations se trouvent atténuées, le goître affaissé et que les autres symptômes basedowiens ont perdu de leur acuité.

De même on peut voir ceux-ci redoubler d'intensité tandis que la neurasthénie devient moins apparente ; des deux névroses on voit donc l'une s'atténuer au moment où l'autre s'accentue davantage et réciproquement.

D'ailleurs les conditions générales précédentes restant les mêmes, les phénomènes neurasthéniques peuvent revêtir plusieurs formes, constituant de simples variétés ou des degrés de l'affection que nous allons brièvement indiquer. Tous les degrés peuvent s'observer dans l'évolution de cette névrose, qui vient se superposer à la maladie de Graves, depuis la prédominance presque exclusive de certains symptômes viscéraux jusqu'à la forme cérébro-spinale la plus complète. Quoiqu'il en soit les symptômes considérés isolément n'en sont point pour cela modifiés.

La neurasthénie peut du reste prendre dans sa marche les allures les plus diverses, disparaître ou s'accentuer subitement. En général elle est tenace, d'une durée plus longue que le goître.

L'interprétation de tous les troubles nerveux que nous venons d'analyser ne nous semble pas soulever de sérieuses difficultés. Par leurs caractères mêmes tous ces faits cliniques démontrent qu'ils ne peuvent entrer comme éléments symptomatiques essentiels dans la maladie de Basedow et qu'ils n'y sont qu'à titre d'éléments accessoires en rapport évident avec un état neurasthénique véritable, qui vient habituellement compliquer la névrose.

Contrairement aux auteurs, pour qui goître et troubles nerveux si souvent associés se confondent, nous croyons qu'il faut faire la part des complications et dans l'immense majorité des cas, c'est, comme nous le voyons, à la neurasthénie qu'il faut rapporter la plupart des symptômes nerveux. Nous nions donc l'unité morbide, parce que nous ne voyons là qu'une coïncidence de deux états dont l'un est indépendant de l'autre.

Parmi nos observations il en existe plusieurs qui comprennent des cas si nets, si typiques de la maladie de Beard que toute contestation à l'égard de ces faits nous semble impossible.

Est-ce à dire que ces phénomènes morbides étaient restés inconnus ? Certainement non, pour la plupart du moins ; et il suffit de parcourir les travaux parus sur la question pour se convaincre qu'il n'y a guère d'observations de goître exophthalmique où ces symptômes neurasthéniques ne soient çà et là épars ; mais par suite d'une interprétation toute différente de la nôtre les auteurs les rapportent nettement à la maladie de Graves.

Il nous suffirait de citer à ce sujet l'excellent article de M. Rendu dans le *Dictionnaire des sciences médicales*; et on verrait qu'en synthétisant les groupes symptomatiques nerveux qui y sont étudiés isolément, et en réunissant tous ces fragments, on parviendrait à reconstituer de toutes pièces l'histoire de la coexistence habituelle de deux névroses dans le goître exophthalmique.

De même Mobius (1), qui signale l'insuffisance du mouvement de convergence dans la maladie de Basedow, pense qu'il s'agit d'un état de faiblesse nerveuse ; il rappelle à ce sujet que M. Parinaud (2) a constaté que chez les neurasthéniques il existe souvent une réduction notable du mouvement de convergence. Il signale du reste ce rapprochement en passant et sans y insister.

Dans ce chapitre notre seul but a donc bien moins été d'élargir le cadre des troubles nerveux proprement dits en insistant sur certains symptômes jusqu'ici laissés dans l'ombre, que de chercher à exposer les relations existant entre ces accidents

(1) Mobius. *Centralblatt für Nervenheilk.*, 1886, p. 350.
(2) Parinaud. Thèse du Dr Leval-Piquechef, Paris.

nerveux restés jusqu'ici isolés, indépendants les uns des autres, sans lien commun déterminé. Nous nous sommes surtout proposé de les coordonner en un ensemble symptomatique, dont l'homogénéité atteste bien la superposition à la maladie de Basedow d'une espèce morbide méconnue, la neurasthénie.

OBSERVATION I (Personnelle). — *Goître exophthalmique avec mono-plégie gauche consécutive sans hystérie. Neurasthénie antérieure.*

La nommée Tru..., âgée de 31 ans, couturière, entre le 2 décembre 1891 dans le service de M. le Dr Labbé, salle Sainte-Anne, n° 7, Hôtel-Dieu.

Au point de vue héréditaire, voici un tableau (*voir page suivante*) indiquant entre autres particularités une tendance congestive héréditaire très manifeste dans une famille, qui présente de nombreux cas d'apoplexie.

Comme antécédents personnels, rien de particulier. Tru...ayant toujours eu une bonne santé antérieure.

Comme mode de début remarquons que, contrairement à ce que l'on observe chez le plus grand nombre des malades où la neurasthénie succède au goître, chez cette malade ce furent une courbature, un affaiblissement tout particulier, de l'insomnie, une céphalée spéciale et des troubles psychiques qui précédèrent de longue date l'apparition de la triade symptomatique.

Depuis un an environ, sans cause apparente, elle s'était aperçue que tout son être subissait une modification profonde: elle remarquait qu'elle avait perdu une grande partie de ses forces physiques. Le pénible état de fatigue et d'affaiblissement musculaire où elle se trouvait l'inquiétait même beaucoup. Ses jambes étaient devenues lourdes et pesantes, et sous l'influence d'une simple promenade cette faiblesse, cette courbature douloureuse s'aggravait encore. Effondrement fréquent des jambes; l'impuissance motrice portait principalement sur les membres inférieurs. Au lieu de se rendre à son atelier, elle se vit bientôt obligée de se condamner au repos.

Loin de se calmer dans cette immobilité complète, la lassitude s'exagérait encore; les autres accidents neurasthéniques ne tardèrent d'ailleurs pas à se montrer sous une forme assez accentuée.

Elle avait, disait-elle, la tête vide. Si pour se distraire elle prenait un journal ou si elle essayait de coudre, elle était bientôt obligée de quitter cette occupation. C'est alors qu'elle éprouvait à la nuque et dans la région du front un sentiment de constriction très pénible. Cette sensation était presque continue; mais elle s'aggravait très notablement toutes les fois que se produisait une tension un peu prolongée de l'esprit. Les nuits étaient mauvaises, habituellement agitées, troublées par des

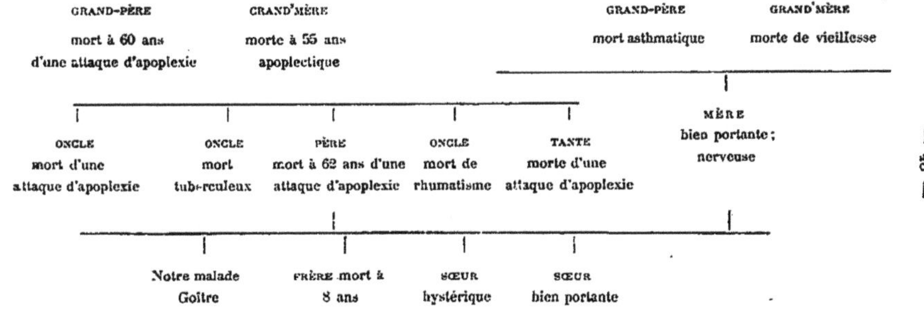

GRAND-PÈRE
mort à 60 ans
d'une attaque d'apoplexie

GRAND'MÈRE
morte à 55 ans
apoplectique

GRAND-PÈRE
mort asthmatique

GRAND'MÈRE
morte de vieillesse

ONCLE
mort d'une
attaque d'apoplexie

ONCLE
mort
tuberculeux

PÈRE
mort à 62 ans d'une
attaque d'apoplexie

ONCLE
mort de
rhumatisme

TANTE
morte d'une
attaque d'apoplexie

MÈRE
bien portante;
nerveuse

Notre malade
Goître
exophthalmique

FRÈRE mort à
8 ans
tuberculeux

SŒUR
hystérique

SŒUR
bien portante

cauchemars, par des rêves terrifiants. Autre symptôme, qui est d'ailleurs l'expression la plus constante de la neurasthénie, les douleurs dans la région sacrée se montraient aussi très vives, très marquées. Il en était de même des troubles dyspeptiques : à peine quelques aliments étaient-ils introduits dans l'estomac que celui-ci se gonflait, se ballonnait, et que la malade ressentait de la fatigue, du malaise.

Sans présenter aucune idée délirante les facultés n'étaient pas moins visiblement troublées. On notait une dépression mentale progressivement continue avec tendance mélancolique; son esprit troublé et affaibli ne pouvait plus suffire au travail le plus élémentaire.

La mémoire s'était dégradée de plus en plus, la malade ne se souvenait pas de ce qu'elle avait fait ou dit quelques instants auparavant; et aujourd'hui encore, à l'hôpital, elle ne se rappelle souvent pas le numéro du lit qu'elle occupe.

La volonté n'est pas moins affaiblie ; et depuis le début de sa maladie elle se laisse aller des journées entières à une apathie, à une somnolence, à une nonchalance qu'elle déplore, mais qu'elle est incapable de surmonter.

Vers le milieu de juin dernier l'on vit chez notre malade la situation empirer tout à coup ; les symptômes neurasthéniques que nous avons étudiés jusqu'ici s'accentuèrent encore et se compliquèrent des symptômes du goître.

Nous voyons donc comme mode de début que les choses se sont produites dans un ordre absolument inverse à celui que l'on observe habituellement; avant de présenter les symptômes de la maladie de Basedow, notre malade est en effet passée par la neurasthénie.

Comme maladie de Basedow, il s'agit d'une forme atténuée. Le cœur n'est pas hypertrophié; l'auscultation indique un souffle systolique à la base; on trouve un cœur battant très fort, 110 pulsations à la minute. La saillie des globes oculaires est assez accusée pour donner au regard l'étrangeté caractéristique.

La glande thyroïde est peu volumineuse ; mais en l'examinant avec attention on voit qu'elle est légèrement hypertrophiée dans tout son volume, et la main sent les battements dont la glande est animée. Le tremblement est léger, mais très manifeste, général, marqué surtout aux membres supérieurs. Bouffées de chaleurs obligeant la malade à se découvrir continuellement. Rien dans les urines.

Aucun trouble de la sensibilité générale ou spéciale. Pas de rétrécissement du champ visuel. Mylodopsie.

Le 18 septembre survient un phénomène qui n'entre que très exceptionnellement dans le tableau clinique du goître: c'est une monoplégie sans attaque, sans perte de connaissance, survenue sans transition aucune.

Tru... fut subitement frappée, un matin, d'une paralysie complète du bras gauche. Nous avons attentivement cherché à établir quelles pouvaient être les conditions étiologiques de ce phénomène morbide insolite. Nous notons qu'il n'y a pas d'atrophie, ni de troubles de la sensibilité ; toutes les excitations cutanées sont perçues normalement. A la vérité, les réflexes rotuliens sont affaiblis, mais la malade n'accuse aucune douleur fulgurante ou autre ; le sens musculaire est conservé, et l'intégrité des fonctions rectales ou vésicales est parfaite. S'agit-il là d'un symptôme particulier lié à la maladie ? Il nous semble qu'en l'absence de toute maladie nerveuse autre que le goître et la neurasthénie, on peut considérer cette monoplégie comme étant sous la dépendance directe de la névrose.

Quant à la neurasthénie même, sa coexistence avec la maladie de Graves est restée non moins apparente sans que ces deux affections présentassent un mois plus tard, dans leurs différents caractères, de variations bien notables.

OBSERVATION II (personnelle). —*Association de la maladie de Basedow avec la neurasthénie sans hystérie.*

La nommée Ver..., âgée de 47 ans, entrée le 22 octobre 1890 à Laënnec salle Broca n° 15 dans le service de M le Professeur Ball.

Antécédents héréditaires. — Grands parents morts très âgés. Père1 mort d'asthme à 88 ans ; mère morte à 74 ans, très nerveuse ; six enfants, trois garçons bien portants et trois filles très nerveuses.

Antécédents personnels. — Ver... a toujours eu une bonne santé.

Il y a environ un an, à la suite de revers et de violentes impressions morales qui ont frappé coup sur coup la malade (mort de ses deux enfants et perte de sa fortune), elle a été prise subitement de palpitations, et en deux jours la glande thyroïde s'hypertrophiait considérablement.

Après ce début brutal les autres symptômes du goître exophthalmique apparaissaient (saillie des globes oculaires, tremblement, sensation de chaleur, boulimie, etc)...

Il s'agissait en un mot d'un goître exophthalmique classique, et nous n'avons pas à insister sur tout cet ordre de symptômes.

Quant aux troubles psychiques ils se montrèrent brusquement et ils acquirent d'emblée toute leur intensité ; en les examinant un à un, il est facile de voir qu'il n'en est véritablement aucun qui ne soit déjà connu comme appartenant au tableau clinique de la neurasthénie. Dès les premières semaines de la maladie elle commence à éprouver un affaiblissement général et une apathie insurmontable.

Voulait-elle se livrer à ses occupations habituelles, elle était presque aussitôt fatiguée ; elle n'avait plus ni le courage ni l'habileté d'autrefois.

Si elle persistait dans son intention de continuer son travail, cette impuissance professionnelle s'accusait encore, en même temps que l'exaspération des autres symptômes la forçait bientôt d'abandonner cette occupation.

Cet état de dépression mentale s'accompagnait d'un mal de tête consistant non point dans une douleur vraie, mais dans la sensation habituelle de serrements s'exerçant sur tout le crâne et plus particulièrement intense dans la région occipitale.

En plus de cette céphalée elle éprouvait une gêne douloureuse siégeant sur tout le trajet de la colonne vertébrale.

Cette douleur rachidienne était plus particulièrement circonscrite vers la partie inférieure du dos, un peu au-dessus du sacrum ; elle s'exagérait à la moindre pression des apophyses épineuses et sous l'influence des mouvements, particularité qui nous explique la raideur toute spéciale que l'on observe du côté de la colonne vertébrale chez cette malade comme dans bien d'autres cas de goître.

Un autre ordre de symptômes qui dominent la scène et préoccupent beaucoup la malade ce sont des troubles dyspeptiques. Wer... n'a plus d'appétit, ses digestions sont pénibles et douloureuses, elle se plaint d'avoir l'estomac gonflé. Après les repas elle est incommodée par des bouffées de chaleur qui lui montent au visage, par des bâillements répétés et par un besoin de sommeil irrésistible.

Nous nous sommes assuré par un examen attentif qu'il ne s'agissait nullement de symptômes dus à une dilatation de l'estomac, mais bien d'un des symptômes de même origine et de même nature que les autres troubles nerveux.

Un symptôme non moins marqué, c'est l'affaiblissement général. La malade se plaint d'avoir perdu ses forces ; à peine peut-elle se lever quelques heures par jour, à peine a-t-elle fait quelques pas dans le jardin de l'hôpital qu'elle se sent fatiguée ; la malade s'effondre, ses genoux fléchissent. Cette impuissance motrice des membres inférieurs la met, pendant des semaines entières, dans l'impossibilité de se tenir debout et de marcher. Ses membres supérieurs sont un peu moins affaiblis que les jambes, cependant certains jours leur faiblesse est telle que la malade est presque incapable de se servir de ses mains pour coudre ; à peine peut-elle défaire les boutons de son corsage.

Au dynamomètre...................... } Main gauche 14 kilogrammes.
                                       } Main droite 20 kilogrammes.

La malade se plaint aussi de ne pouvoir plus dormir.

Comme état mental, même tendance mélancolique, même torpeur intellectuelle que chez les malades qui font le sujet de nos autres observations; les facultés sont amoindries, la mémoire est très affaiblie et l'amnésie porte plus particulièrement sur la période d'existence, qui s'est écoulée depuis le début du goître exophthalmique. La malade est triste, maussade, elle cause peu. Elle se met tout à coup à pleurer sans trop savoir pourquoi. Jamais d'attaque de nerfs, aucun trouble sensitivosensoriel. Simple sensation visuelle de pluie de points noirs. Cette sensation survient subitement ; elle dure quelques minutes, puis disparaît pour reparaître jusqu'à 5 ou 6 fois dans la même journée.

Nous avons revu et examiné à nouveau cette malade et, à part quelques alternatives d'aggravation et d'amélioration, elle présente exactement la même association de symptômes de la maladie de Graves et d'un état neurasthénique des plus nets.

OBSERVATION III (Personnelle). — *Goître exophthalmique avec manifestations neurasthéniques. Accès de mélancolie antérieur. Aucun stigmate hystérique.*

La nommée Ma...., âgée de 56 ans, fleuriste, entrée le 15 septembre 1891 à l'hôpital Beaujon dans le service de M. Gombault, salle Vulpian no 5.

Ci-joint un tableau qui fait connaître ses antécédents héréditaires.

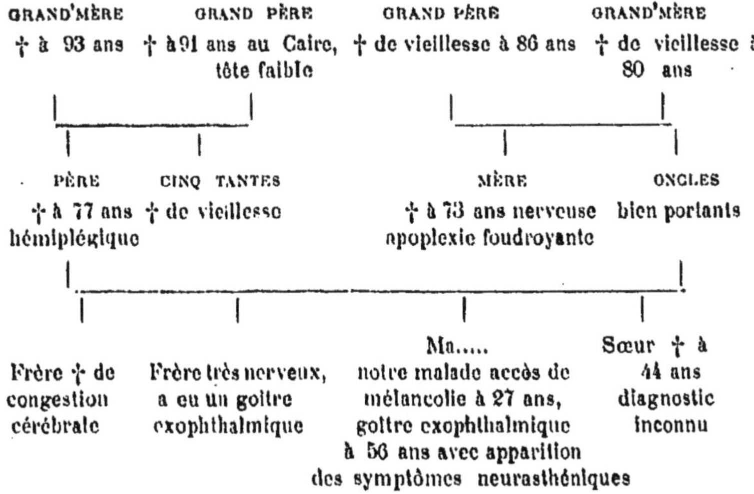

Antécédents personnels. — A 14 ans apparition de la menstruation qui s'accompagne de troubles cérébraux (céphalée violente, divagation dans les idées, agitation vive ; rapide disparition de cet accès délirant.)

A 26 ans attaque de rhumatisme. À 27 ans maladie de cœur (?) traitée à Lariboisière par Tardieu. A 29 ans, sans cause connue, accès de mélancolie caractérisée par un état d'inertie de l'activité intellectuelle et physique. Absorbée par des préoccupations tristes, par des inquiétudes sans fondement, et absolument incapable de travailler, elle s'était enfermée chez elle, se condamnant à une véritable réclusion durant plusieurs semaines. Cet état d'angoisse avec anéantissement profond ne lui laissait aucun repos ; le sommeil faisait complètement défaut. Ne pouvant plus tolérer une existence qui lui semblait si cruelle, et poursuivie dès le début de l'accès par l'idée du suicide, elle essaya de s'empoisonner avec du laudanum. Les symptômes d'intoxication présentés par la malade furent très graves ; transportée à l'hôpital elle ne revint à elle que quelques jours plus tard. Lorsqu'elle reprit connaissance les idées délirantes antérieures étaient disparues pour faire place à une simple tristesse paresseuse.

Deux mois plus tard, après un réveil progressif de l'activité, cet accès de mélancolie cessait pour ne plus reparaître.

État actuel (août 91). — Nous constatons les symptômes habituels du goitre exophthalmique. Le début remonte au mois de mai dernier. Les troubles cardiaques ont ouvert la scène et sont restés les symptômes prédominants ; il y a de fréquents accès de palpitations, pendant lesquels le cœur semble s'affoler, les pulsations, dont la fréquence est d'ordinaire accrue, se précipitent encore en s'accompagnant d'un sentiment d'anxiété, d'angoisse extrêmement pénible avec sensation de constriction à la base du thorax. Du reste aucune lésion organique constatable à l'auscultation. La tumeur thyroïdienne s'est développée brusquement et presque en même temps que les troubles cardiaques ; le lobe droit est beaucoup plus volumineux que le gauche. Au moment où les crises de palpitations atteignent leur paroxysme le volume de ces lobes s'accroît considérablement. Exophthalmie double, mais plus marquée à droite.

Le tremblement est généralisé ; c'est un tremblement vibratoire (8 vibrations doubles par seconde). Comme troubles du côté de l'appareil digestif, signalons les bizarreries d'appétit ; pendant 2 semaines la malade a vécu presque exclusivement de café noir. En avril dernier boulimie. Depuis un mois, malgré un amaigrissement très notable, l'état général reste satisfaisant. Comme symptômes physiques développés sous l'influence de ce goitre exophthalmique, nous notons tout d'abord que le fond psychologique de Ma..... est un état de dépression générale, de tristesse profonde. Elle accuse une céphalée, remontant aux premiers mois qui ont suivi le début du goitre ; c'est une sensation de compression s'exerçant à la fois sur la région frontale et surtout à l'occiput, en tout comparable à celle que produirait un casque lourd et trop étroit. Cette céphalée s'exagère sous l'influence du moindre effort intellectuel, et lorsque la malade tourne la tête à gauche ou à droite elle perçoit des craquements dans la nuque.

De toutes les facultés, c'est la mémoire qui a surtout subi l'influence morbide. M... ne se rappelle plus le lendemain ce qu'elle a fait la veille; prend-elle un livre ou un journal, elle oublie dès les premiers paragraphes ce qu'elle vient de lire.

Les sentiments affectifs sont aussi émoussés ; elle est devenue d'une complète indifférence pour sa fille unique, qui a cependant toujours été l'objet de toute son affection. Parfois elle va même jusqu'à la prendre en aversion.

Son état mental se caractérise encore par un profond changement nerveux dans le caractère, qui maintenant est bizarre, instable, violent. De plus le sommeil, qui s'est montré léger dès le début de l'affection, fait de plus en plus défaut; aujourd'hui M... se plaint d'une insomnie invincible. Comme troubles sensoriels et du côté de la vue, sensation subjective de poignées de sable ou de cendre qu'on projetterait dans les yeux de la malade. Cette sensation très pénible se produirait par accès 5 ou 6 fois par jour et coïnciderait presque constamment avec les accès de palpitation. L'œil se fatigue très rapidement et devient incapable de tout travail prolongé. L'examen ophthalmoscopique pratiqué par M. le D. Dehenne ne révèle aucune lésion ; ni dyschromatopsie, ni rétrécissement du champ visuel.

Du côté de l'ouïe, hyperexcitabilité très marquée avec sensation fréquente de bruit du vent qui souffle. Aucune diminution de l'acuité auditive.

L'odorat et le goût ne sont point intéressés ; aucun stigmate hystérique.

Pas de troubles de la sensibilité générale.

Enfin du côté de la motilité, faiblesse musculaire généralisée, avec paresse invincible la mettant dans l'absolue impossibilité de s'occuper des affaires les plus urgentes.

Tous ces accidents nerveux se sont joints aux symptômes du goître exopthalmique dès le début de l'affection, et depuis ils ont persisté.

En octobre nous avons revu la malade et au point de vue du goître exopthalmique comme au point de vue psychique l'état est resté stationnaire.

OBSERVATION IV (personnelle).— *Maladie de Basedow et neurasthénie chez une fillette de 15 ans.*

Cham..., (Alice), née le 26 Février 1876, entrée à l'hôpital Trousseau le 20 Juin 1891, service de M. Sevestre, salle Triboulet n° 6.

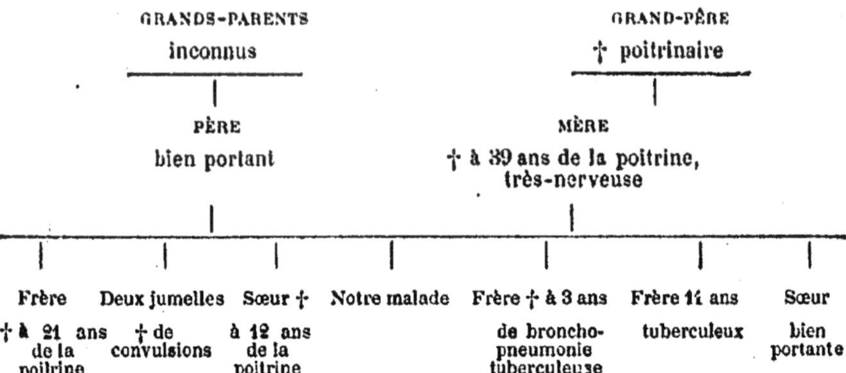

Antécédents personnels. — Rougeole à 3 ans. Premières régles à 12 ans et demi ; depuis régles régulières et normales ; les périodes menstruelles se sont toujours accompagnées de palpitations, de battements cardiaques douloureux avec sentiment d'angoisse, preuve d'une excitabilité nerveuse qui était sans doute le prélude de l'affection. En décembre 89 pleurésie simple, traitée dans le service de M. Cadet de Gassicourt, qui aurait dès cette époque prescrit à Cham... du sirop de digitale pour des accès de tachycardie. Les accidents pleurétiques disparurent rapidement et parvenue à la guérison complète, la malade quittait l'hopital deux mois après son entrée ; mais bientôt les accès de palpitations reparaissaient et se reproduisaient de temps à autre.

Le 20 Juin 91 elle entre à l'hôpital Trousseau, service de M. Sevestre, pour ses palpitations, qui, depuis une vive frayeur, occasionnée par la mort subite d'une tante, sont devenues très fréquentes.

Etat actuel (7 Juillet 91) . — Nous constatons la triade symptomatique du goître sous la forme atténuée. L'exophthalmie n'a jamais été très accusée, le goître, quoique peu développé, a cependant déterminé un certain élargissement de la base du cou, tremblement très net et vibratoire. Les palpitations constituent le phénomène capital ; elles surviennent par accès et souvent avec une grande violence ; le pouls bat jusqu'à 120 en moyenne par minute. L'examen de la poitrine révèle une certaine voussure précordiale avec des battements perceptibles sur une grande étendue ; l'auscultation ne permet de constater aucun bruit anormal au niveau des orifices aortique et mitral.

Battements énergiques et rapides des carotides et des vaisseaux thyroïdiens.

Dès leur début ces symptômes du goître, qui se produisent par poussées successives, s'accompagnent d'une profonde altération des facultés intellectuelles.

Tout d'abord on voit se développer de légers changements dans le caractère, puis à mesure que l'affection s'accentue et que la tachycardie devient de plus en plus violente on voit des troubles moraux et intellectuels se dessiner d'une manière très nette.

Alors qu'habituellement à l'école, elle se montrait une bonne élève, elle devenait, au moment de ses crises, incapable d'une attention prolongée, incapable d'apprendre, incapable de se rappeler ce qu'elle avait appris, incapable même d'écrire son nom. Cet état d'engourdissement, d'hébétude, qui lui avait tout d'abord valu à sa pension de sévères punitions, ne tarda pas à attirer l'attention de ses parents, d'autant plus que devenue maussade et d'une irritabilité excessive elle entrait dans des accès de colère pendant lesquels elle se montrait aussi grossière envers ses parents que violente avec ses sœurs.

Pendant toute la durée de ces accès le sommeil est troublé, elle a des rêves effrayants, elle crie et parle en dormant.

Fréquemment elle a des vertiges, qui détermineraient le vacillement avec imminence de chute, si elle n'avait le temps de se rattraper à un objet voisin.

Notons encore certains symptômes, que nous mentionnerons simplement sans y insister tels que la céphalalgie qui est surtout frontale, la rachialgie et quelques troubles dyspeptiques. L'exploration de la sensibilité générale et spéciale faite avec soin ne nous permet de relever aucune anomalie. Chez Cham.... également sensation de points nébuleux, de poussières scintillantes, qui souvent passent devant les yeux.

Le cas, que nous venons de rapporter, est remarquable et mérite une attention spéciale ; il est en effet tout à fait exceptionnel de voir le goître exophthalmique se déclarer chez un sujet aussi jeune ; à cet âge la neurasthénie est encore plus insolite. De plus il est un autre point capital, c'est que les déviations psychologiques observées chez cette enfant s'amendaient notablement ou même disparaissaient, quand l'intensité des phénomènes basedowiens diminuaient, et s'exagéraient dans le cas contraire. C'est là un caractère dont l'importance ne saurait échapper.

OBSERVATION V. — *Goître exophthalmique et Neurasthénie.*

Cette observation ainsi que l'observation VI sont dues à l'obligeance de notre ami WINTREBERT, interne provisoire des hôpitaux.

La nommée Sta..., Angèle, 27 ans, doreuse, entrée à Tenon, service de M. le Dr Oulmont, le 19 février 1891. Salle Claude-Bernard.

Histoire de la maladie. — Père buveur, 59 ans, bien portant. Mère s'est suicidée à 46 ans (cause inconnue), nerveuse et violente. Un frère très impressionnable.

DU CÔTÉ MATERNEL : Grand-mère encore vivante, de 20 ans à 82 ans atteinte de tremblement généralisé. Grand-père encore vivant, collatéraux bien portants.

DU CÔTÉ PATERNEL : Grand-père inconnu. Grand-mère morte à 88 ans ; collatéraux bien portants.

ENFANTS (pas mariée) Deux filles : la 1ere morte à six mois (diarrhée infantile). La 2me morte à trois mois (broncho-pneumonie). Rhumatisme articulaire à 19 ans.

Histoire de la malade. — Fièvre typhoïde en 1888, soignée à Tenon pendant 4 mois. A la suite de sa fièvre typhoïde elle eut une attaque de rhumatisme articulaire.

Six mois après sa fièvre typhoïde, l'*Exophthalmie* commença à apparaître, puis le goitre; vinrent ensuite les palpitations. Concurremment avec ces symptômes, phénomènes neurasthéniques persistants. — Le traitement suivi à cette époque consista à faradiser positivement la région précordiale et négativement les carotides; il amena une diminution du goitre et de l'exophthalmie.

Ses règles sont très irrégulières, elles furent supprimées pendant deux ans; l'année dernière elle eut ses règles 4 fois, et chaque fois 2 ou 3 jours; les dernières datent du mois de novembre dernier. — Il y a 3 semaines perte de sang abondante, qui dura jusqu'à son entrée dans la salle.

Etat actuel. — Cœur. Bruit de galop; le bruit morbide à timbre doux, en jet de vapeur, se produit immédiatement après la systole.

Foie. Déborde de 1 travers de doigt les fausses côtes.

Goitre, peu considérable.

Exophthalmie très marquée (signe de Graëfe) ; pas de tremblement, mais effondrement des jambes sans phénomène paralytique ; faiblesse persistante. Troubles menstruels. Légères pertes de sang tous les jours, (pas de lésions matérielles du côté des organes génitaux). Diarrhée séreuse, jamais de vomissements. Dyspepsie gastro-intestinale. Urines : quantité augmentée, 1 litre 200. Thermophobie, surtout marquée pour la partie supérieure du corps. Pas de troubles trophiques. Aucun stigmate hystérique. Jamais d'attaques. Pas d'anesthésie, pas de troubles de sensibilité, pas de dyschromatopsie. Crises d'asthénopie. Diminution considérable de l'acuité visuelle, pas d'anesthésie pharyngienne; pas de rétrécissement du champ visuel.

Stigmates de dégénérescence. — Voûte ogivale, oreilles mal ourlées.

Etat mental. — La malade est intelligente; elle exerce son métier avec habileté. La mémoire est presque complètement abolie. Dans sa jeunesse elle était studieuse, et l'on ne remarque dans les antécédents aucun fait digne d'être noté.

Elle dit avoir été très active; aujourd'hui elle est apathique, insouciante, somnolente; elle ressent de la répulsion pour tout travail et passe ses journées dans son lit à sommeiller. Elle pleure facilement, se désole de son état, et tourne aux idées mélancoliques, elle est susceptible, chatouilleuse pour tout ce qui peut irriter sa vanité, sans cependant concevoir aucun sentiment durable d'animosité; sans avoir des idées de suicide, elle se désintéresse de sa situation présente, se laisse aller à une indifférence complète de son état, va jusqu'à désirer ne pas être dérangée pour les soins qu'on lui donne.

Le symptôme le plus pénible est la céphalée avec la sensation de casque. Elle est incapable de lire dix lignes d'un journal. Rachialgie avec plaque sacrée très pénible.

Traitement : Douches; franklinisation, faradisation du cou et de la région précordiale; prompte amélioration, puis disparition des principaux symptômes du goître et de la neurasthénie.

La malade demande son exeat le 18 mars.

OBSERVATION VI. — *Goître exophthalmique. Neurasthénie.*

La nommée Kré..., Berthe, 46 ans, boutonnière, entrée à Tenon, service de M. Oulmont, le 17 mai 1891.

Antécédents héréditaires : Grands parents morts jeunes, inconnus.

PARENTS : *Père*, mort de la poitrine à 45 ans, pas buveur. — *Mère*, morte à 78 ans. — *Côté père.* Un oncle est devenu fou au moment de la guerre de 1870 et a disparu en 1872. — *Côté mère.* Inconnu.

FRÈRES ET SŒURS. 3 *frères morts* : 1 en bas âge, 2 autres morts à 36 ans et à 32 ans de la poitrine. — 3 *sœurs* encore vivantes : violentes, irascibles et nerveuses.

ENFANTS : (pas mariée) *au nombre de* 6 ; 4 morts à l'âge de 2 à 4 ans, (méningite tuberculeuse). — 2 filles vivantes : l'une a 19 ans, et est bien portante; l'autre a 23 ans, elle a craché le sang.

A. P. — La malade a été formée à 10 ans; ses règles sont venues régulièrement et peu abondantes; il y a 14 ans, elles ont cessé brusquement. A 17 ans, jaunisse qui dura 3 mois ; à 19 ans, érysipèle de la face, qui dura 3 mois ; à 38 ans, second érysipèle ; troisième récidive à 42 ans. Aucun antécédent nerveux.

Il y a 8 ans, au retour du théâtre, un soir, elle heurta du pied, en rentrant chez elle un homme couché en travers de la porte; la peur la prit, elle voulut crier, ne le put, fut prise d'oppression, de sueurs froides, et de tremblement de tout le corps. Le lendemain à son atelier, son patron, dit-elle, lui fit remarquer que ses yeux étaient agrandis et plus saillants; ce qui causa encore à la malade une nouvelle émotion; revenue chez elle elle fut en proie à des battements de cœur, à de l'oppression, et à des bouffées de chaleur au visage; le surlendemain elle reprit son travail, qu'elle n'a pas quitté jusque il y a 2 ans. Trois mois après l'émotion, cause de ces symptômes, le cou commença à grossir. Le goître, l'exoph-halmie, les battements de cœur allèrent alors progressivement en aug-mentant; à certains moments, la malade se sentait mieux; mais à l'épo-que des règles, elle éprouvait des accès de palpitations accompagnées de bouffées de chaleur au visage.

Peu à peu ces accès devinrent plus graves, et depuis 3 ans la malade oppressée et étouffant dans son lit est forcée de se lever la nuit. C'est depuis l'époque, où commencèrent ces crises, qu'elle s'aperçut du tremblement des mains. De ce moment aussi date la thermophobie; la malade, même l'hiver, ne peut souffrir pendant la nuit d'être recou-verte de plus d'un drap. —

Il y a 3 ans, elle entra à Lariboisière pour une pleurésie droite, qu'on ponctionna ; elle se plaignait à ce moment de quelques douleurs dans les genoux et d'un léger œdème des membres inférieurs. Elle n'y resta que 3 semaines, et sortit sans être guérie ; elle ne voulait pas que l'on continuât à faire à l'intérieur du goître des injections de teinture d'iode. Elle fut un mois alitée chez elle. La pleurésie guérit; mais aussitôt après survinrent de nouveaux accidents, qui nécessitèrent son entrée à Tenon dans le service de M' Cuffer. La malade avait perdu l'appétit, elle vomis-sait tous ses aliments et avait une diarrhée incoercible. Les selles étaient légères comme de l'eau, d'odeur peu marquée : elle évalue leur nombre à 30 par jours environ. Avec cette diarrhée coïncidaient des sueurs abon-dantes. Les jambes étaient toujours enflées, mais non douloureuses, et la marche était possible. Après six semaines de traitement, elle sortit guérie de ces accidents et travailla quatre mois durant sans être incom-modée. Une seule fois cependant, pendant cet intervalle de temps, elle fléchit brusquement sur ses jambes en faisant la vaisselle, et tomba sans s'être le moins du monde cognée avec l'assiette qu'elle tenait en main. Elle n'avait ressenti aucun phénomène précurseur.

Mais bientôt la diarrhée recommença avec les vomissements et elle se fit soigner chez M. Moizard à Tenon à partir du 27 octobre 1889. Pen-dant son séjour à l'hôpital, sans causes apparentes, l'œdème des jambes reparut et en se promenant dans les salles, 2 ou 3 fois ses jambes s'effon-drèrent subitement sous elle. En même temps survinrent sur le corps quelques éruptions passagères. Elle eut l'influenza dans le service, avec bronchite et congestion du poumon gauche. — Brusquement, un jour elle se réveilla sans pouvoir parler à haute voix; cette aphonie dura 6 se-maines et s'effaça à la suite d'applications de teinture d'iode sur le la-

rynx. Elle sortit de l'hôpital Tenon en janvier 1890, et y rentra une troisième fois en mai 1890 pour des douleurs de pied. Elle n'y resta pas
longtemps. Retournée chez elle, elle subit des fatigues considérables
dans les travaux du ménage; la diarrhée survint de temps en temps;
le goître augmenta de volume, ses crises de palpitation et d'étouffement
devinrent plus violentes et très fréquentes. Un amaigrissement assez
considérable est survenu dans ces trois dernières années.

Etat actuel (le 19 mai 1891.)—La malade en dehors de ses accès de
palpitations et d'étouffements respire librement; d'ordinaire le matin
elle est calme et sans oppression; c'est après le diner vers 9 heures du
soir que se montrent ses crises : si elle repose dans le decubitus dorsal
elle est alors forcée de se lever ou de s'asseoir sur son séant; son cœur
bat violemment, son cou est gonflé et turgescent, il lui monte à la tête des
bouffées de chaleur. Cet état dure plus ou moins longtemps; elle repose
d'ordinaire la seconde moitié de la nuit. Ces accès de palpitations empruntent leur caractère de gravité à la présence d'une lésion de congestion pulmonaire persistante même dans leur intervalle et nécessitant la
pose de ventouses sèches tous les deux jours.

La malade n'a jamais eu d'attaques de nerfs; cependant, depuis 4 ans
que les règles ont cessé, elle est prise tous les mois, au moment où la
menstruation devrait s'accomplir, d'étourdissements avec éblouissements
et phosphènes; elle ne tombe pas et ne perd pas connaissance: mais la
tête lui tourne; les tempes sont serrées, et sont le siège de battements;
les oreilles sifflent, le cœur bat précipitamment. — Ces phénomènes durent 1/4 d'heure et se renouvellent plusieurs fois dans la même journée
et seulement un ou deux jours par mois; ils sont bien différents des crises d'étouffements nocturnes que nous avons signalés précédemment. Il
s'agit sans doute non pas d'attaques d'hystérie à l'état d'ébauche; mais
de simples bouffées congestives symptomatiques de la suppression de la
menstruation.

La malade se plaint de céphalée avec plaques cérébelleuse et frontale;
cette céphalée est exaspérée par le moindre travail intellectuel.

Au point de vue mental son enfance s'est passée sans incident spécial;
elle a été bien soignée par ses parents, et jusqu'à l'âge de 16 ans a reçu
l'éducation des sœurs, elle a appris facilement à lire, à coudre; à 16 ans
elle travailla en atelier, dans une fabrique de boutons comme apprentie;
c'était une bonne ouvrière et elle arriva plus tard à gagner 5 à 6 francs
par jour; fait digne d'être noté, elle resta vingt ans dans la même
maison.

La malade a cohabité longtemps avec un homme coureur et buveur,
qui la maltraitait ; elle se laissait battre et ne l'a quitté qu'après 15 ans
de ménage.

Elle aime la solitude et la préfère à la société de ses compagnes et de ses amies ; elle est taciturne depuis l'apparition du goitre et son caractère est devenu sombre ; elle pleure souvent aussi. Son intelligence et sa mémoire sont lentes ; impossibilité de fixer l'attention d'une façon un peu soutenue ; elle a perdu de son activité, et se montre indifférente, insousciante. Vertiges fréquents, que ramènent le moindre bruit ou une lumière un peu vive.

Troubles sensoriels : aucun phénomène hystérique. Diplopie de temps en temps. La malade voit toujours des mouches volantes des deux yeux.

I. M. *Supérieur.* — Tremblement des membres supérieurs à petites oscillations rapides quand on fait étendre les mains à la malade.

II. M. *Inférieur.* — Tremblement très marqué ; effondrement des jambes de temps à autre. De plus, à l'état habituel, neurasthénie spinale avec faiblesse extrême dans les membres inférieurs et existence de la plaque sacrée ; à peine la malade a-t-elle fait quelques pas qu'elle voit s'exaspérer le sentiment pénible de pression, qui occupe la région sacrée. Elle n'oppose aucune résistance aux mouvements soit de flexion, soit d'extension, qu'on veut imprimer à ses membres. Thermophobie.

Perte de l'appétit. Dysphagie. — La malade avale difficilement les aliments solides tels que les bouchées de viande.

Pas de vomissements, ni de diarrhée en ce moment, mais depuis le goitre, dyspepsie atonique, gonflement de l'estomac après les repas avec rougeur de la face et sentiment de torpeur.

Goître. — Cou volumineux, le corps thyroïde est hypertrophié ; il est trilobé et présente un lobe médian, de la grosseur d'un œuf de poule, à grand diamètre vertical, aplati d'avant en arrière, et faisant saillie entre les deux sterno-cleïdo-mastoïdiens ; des deux lobes latéraux, le droit, du volume d'une orange est aplati contre la paroi du larynx et plus volumineux que le gauche. — Au-devant de la tumeur et dans le tissu cellulaire sous-cutané se dessinent des veinules bleuâtres, qui se continuent avec des veinules de la paroi thoracique antérieure. On ne perçoit ni frémissement, ni véritable expansion propre ; la tumeur est seulement soulevée à chaque systole cardiaque par les carotides, au niveau desquelles on perçoit un souffle intermittent systolique.

A la vue, la paroi thoracique précardiaque et le mamelon gauche sont soulevés par les battements du cœur ; à la palpation on perçoit un léger frémissement. La pointe bat en dehors du mamelon entre la 4e et la 6e côte. Le cœur ne paraît pas hypertrophié, et cependant les pulsations cardiaques sont énergiques. L'oreille perçoit à la pointe un souffle systolique, qui a son maximum au creux épigastrique. Le pouls est petit, dur, vibrant ; le nombre des pulsations varie entre 90 et 120 par minute. On observe sur le visage des alternatives de pâleur et de rougeur ; on peut provoquer la raie méningitique. La peau est lisse ; les orifices des glandes sudoripares sont très développés et très apparents ; ce fait est peut-être dû à l'abondance des sueurs. D'un jour à l'autre des poussées d'urticaire, des troubles vaso-moteurs caractérisés par des éruptions diverses et passagères se produisent.

Les membres inférieurs sont le siège d'un œdème marqué remontant jusqu'aux genoux.

Exophthalmie d'intensité moyenne. Paupières avec de nombreuses véinosités. Globe de l'œil brillant et tuméfié, dilatations vasculaires marquées. Pas d'inégalité pupillaire.

Pas d'anesthésie pharyngienne. Pas de points hystérogènes ovariques.

On lui présente 4 rubans, rouge, bleu, vert, grenat, les deux yeux ouverts, elle voit deux rubans rouges, un bleu, un vert ; de l'œil droit elle voit la même chose ; de l'œil gauche également. Pas de rétrécissement du champ visuel. Diminution de l'acuité visuelle à gauche les 3/4. Odorat et goût conservés.

Stigmates de dégénérescence. — Oreilles mal ourlées. Figure nettement asymétrique, le côté gauche est atrophié, la pommette de ce côté est moins saillante, le front moins bombé. Pas de voute palatine ogivale. Depuis 3 ans presque toutes ses dents sont tombées surtout à droite où toutes sont absentes ; il en résulte que la commissure labiale est tirée et abaissée à droite ; déjà avant l'apparition de la maladie, la malade était sujette à des fluxions dentaires répétées.

Urines. — Claires, très limpides ; quantité 2 litres 1/2. Une fois 4 litres ; oscillent entre 2 litres 1/2 et 3 litres.

29 *mai.* — 150 pulsations ; — pouls très mal frappé.

Battements du cœur très rapides, un peu irréguliers (digitale).

30 *mai.* — 85 pulsations. Erythème à la face interne des cuisses et des jambes, accompagné de démangeaisons légères ; rougeurs, mais sans relief de la peau comme dans l'urticaire.

1er *juin.* — Disparition de l'érythème.

8 *juin.* — Battements énergiques du cœur, mais irréguliers.

3 *juillet.* — Eruption d'urticaire sur la cuisse gauche.

4 *juillet.* — L'éruption a disparu

8 *juillet.* — Pouls 124. — Albumine dans les urines.

10 *juillet.* — Nouvelle éruption sur le bras gauche. — Pouls 160.

11 *juillet.* – Pouls 102 — le tremblement existe à peine.

6 *août.* — Les règles sont revenues très abondantes, voilà 4 ans que la malade les attendait.

24 *août.* — Les règles cessent seulement aujourd'hui.

18 *novembre.* — Diarrhée séreuse depuis 4 jours.

9 *décembre.* — Pouls, 190 pulsations. La céphalée et les autres phénomènes neurasthéniques sont plus accentués que jamais. — Tous les

mouvements sont très douloureux ; douleur rachidienne très vive à là pression.

10 décembre. — Vomissements alimentaires après dîner.

12 décembre. — Diarrhée séreuse : — 20 selles par jour.

15 décembre. — Plus de diarrhée.

2 janvier. — Ce matin la malade ne peut se lever comme d'habitude ; ses jambes refusent tout mouvement. Déjà depuis une dizaine de jours, elle marchait de plus en plus difficilement.

Force motrice. Malade couchée. — Incomplètement perdue et plus à gauche qu'à droite tant pour les fléchisseurs que pour les extenseurs de la jambe et de la cuisse.

Malade debout. — Elle ne fait quelques pas qu'à la condition qu'on la soutienne sous les bras ; elle soulève en marchant, à peine le talon du sol.

Réflexes. — Très diminués des 2 côtés sans être complètement abolis.

Sensibilité. — Conservée, sauf pour le chatouillement, qui est perçu comme simple contact.

Trouble trophique. — Un peu d'œdème.

Atrophie légère pouvant être mise sur le compte de l'amaigrissement général.

28 janvier. — Point de côté à la base droite. Congestion des deux poumons avec matité des deux bases ; très peu de fièvre (lésion surtout étendue à gauche) ; pas d'épanchement.

A droite la congestion cède bientôt ; elle persiste à gauche dans presque toute la hauteur du poumon en arrière.

21 mars. — La malade n'a plus de diarrhée. — Ses crises d'étouffement existent toujours quotidiennement et pendant la nuit. Ses règles ne sont pas venues ce mois-ci ; et aujourd'hui elle a ressenti avec des palpitations, des bourdonnements d'oreille, des sensations lumineuses avec vertige et étourdissements ; cela a duré 1/4 d'heure.

Depuis un an donc, état stationnaire du goitre ; en outre, tandis que sa santé, avant cette affection, était parfaite à tous égards, symptômes de neurasthénie (forme cérébro-spinale) fort accentués.

OBSERVATION VII (personnelle). — *Goître exophthalmique ; stigmates neurasthéniques; pas d'hysterie. Mort par cachexie. Autopsie et examen histologique.*

La nommée Go... Louise, âgée de 22 ans, entre le 4 août 1891 à Beaujon, salle Vulpian n° 4 bis, dans le service de M le Dr Gombault.

Antécédents héréditaires. Père mort tuberculeux à 36 ans ; mère très-nerveuse, morte à 50 ans d'une maladie de cœur ; 5 enfants bien portants.

Antécédents personnels. A part une attaque de rhumatisme à 18 ans, Go.... a toujours été bien portante.

C'était une femme vive et vigoureuse jusqu'au moment où la maladie, dont elle souffre l'a désemparée et réduite à l'état misérable que nous allons voir.

Il y a 6 mois, sans cause connue, elle s'aperçut un matin que ses yeux sortaient de leur orbite d'une façon effrayante ; dans l'espace de quelques semaines les palpitations étaient devenues très fréquentes, avec vibrations des artères radiales en même temps que des carotides ; le cou était grossi.

Etat actuel (8 août 91). L'état général de la malade est profondément altéré (émaciation, teinte jaune paille très accentuée et généralisée ; sur les bras, sur les épaules plaques de vitiligo ; tremblement généralisé et à oscillations très rapides ; bouffées de chaleur, accès de suffocation, état d'anxiété extrême ; epistaxis et métrorrhagies répétées; fièvre; cachexie profonde.

Au point de vue nerveux et dès l'origine de la maladie dépression mentale; idées sombres , sentiment d'impuissance, elle n'a plus de volonté. Elle était autrefois courageuse, active, gagnant bien sa vie ; elle s'est sentie, dès les prodrômes du goître, devenir triste, faible, molle, sans énergie.

Dès la première semaine, alors que les symtômes du goître n'étaient encore qu'esquissés, elle ne pouvait même plus penser à ses occupations sans que la tête « lui tournât » comme elle disait ; elle dut même s'aliter pendant 15 jours , les douleurs sous l'influence du repos semblant alors avoir retrocédé, elle essaya de retourner à son travail ; mais une grande faiblesse, une lassitude extrême l'obligeaient, après quelques efforts, à renoncer à ses occupations habituelles.

Tous les symptômes neurasthéniques, qui jusque là n'étaient encore qu'esquissés, empirèrent rapidement pour persister jusqu'à la fin.

Aujourd'hui le symptôme prédominant est l'affaiblissement remarquable de la force musculaire ; lorsqu'elle se tient debout ou à peine a-t-elle fait quelques pas, qu'elle ne peut plus faire mouvoir ses jambes au moindre effort elle accuse une grande souffrance. — Il me semble qu'on m'a cassé bras et jambes, dit-elle, que l'on m'a rouée de coups. Pseudo-paraplégie sans troubles concomitants de la sensibilité.

Au dynamomètre la main droite donne 20 seulement et la main gauche un peu moins.

Le sommeil est agité par des rêves effrayants, et plus souvent encore il y a de l'insomnie.

La malade a perdu l'appétit, elle accuse des troubles digestifs particuliers ; la période de la digestion gastrique est devenue laborieuse, pénible ; elle s'accompagne de pesanteurs, de renvois gazeux, d'aigreurs.

Ainsi, de par les symptômes précédents, voilà donc notre sujet entré dans la neurasthénie; quant aux symptômes fondamentaux, essentiels, ceux que M. le professeur Charcot a créés sous le nom de stigmates de la neurasthénie, ils ne tardèrent pas à s'ajouter à cet état, et ils sont restés très-marqués jusqu'à la période terminale. Le plus caractéristique, que nous notons, est la céphalée avec ses caractères spéciaux. C'est une sensation de pesanteur vaguement répandue sur le crâne tout entier, avec foyers d'irradiation au niveau des régions frontale et occipitale Si l'on analyse de plus près cette sensation pénible, dont la production est en apparence spontanée, on constate qu'elle n'est jamais extrêmement intense, lancinante, mais sourde, obscure, profonde, la malade la compare à la sensation que donnerait un casque lourd et trop étroit; Go..... accuse des craquements, à la nuque lorsqu'elle tourne la tête à droite ou à gauche.

Un autre phénomène dominant et que l'on ne saurait séparer de la manifestation morbide précédente, c'est une gêne pénible et même extrêmement intense, qu'elle ressent dans la région sacrée « au niveau des reins » selon l'expression même de la malade et qui communique à toutes les articulations vertébrales une raideur comparable à celle que présente une articulation touchée par le rhumatisme. Cette sensation d'un poids douloureux, ou pour l'appeler par le nom que lui a donné M. Charcot, cette plaque sacrée s'exagère sous l'influence de la moindre fatigue des membres inférieurs.

Les troubles intellectuels consistent dans une dépression, qui se dessine de plus en plus sous l'influence des progrès du goître.

La tristesse, le désespoir, les idées de suicide deviennent l'objet exclusif de ses pensées; toute activité physique est abolie; sentiment d'impuissance absolue avec accès d'impulsion au suicide.

Les sens sont aussi atteints et c'est surtout dans le domaine de la vue que se manifestent ces perturbations sensorielles qui ne consistent du reste qu'en troubles élémentaires. Parfois ce sont des scotomes scintillants; la malade voit une multitude de points lumineux qui se groupent en combinaisons multiples. Le plus souvent ils prennent la forme de gerbes d'or, d'argent, ou bien présentent les couleurs les plus variées et les plus vives, c'est comme un bouquet de feu d'artifice, dit-elle. Il s'agit d'hallucinations, si nettes, si précises, qu'automatiquement la malade porte les mains à la figure, obéissant à la crainte irréfléchie que ces gerbes de feu ne lui tombent dans les yeux.

Une loi générale bien connue en aliénation mentale régit du reste ces hallucinations, c'est que leur maximum de fréquence a lieu le matin et le soir. Cette remarque se vérifie ici pour ces troubles subjectifs qui ne datent du reste que du jour, où les symptômes neurasthéniques ont commencé à s'accentuer. Amblyopie transitoire, survenant par accès.

L'examen ophthalmoscopique n'a permis de constater aucune lésion.

Hallucinations élémentaires de l'ouïe, (bruits de vent qui souffle, bourdonnements etc.). Aucun autre trouble de la sensibilité spéciale, pas de rétrécissement du champ visuel en particulier, pas de trouble de la sensibilité générale ; rien qui rappelle les attaques ou leur équivalent ; il n'y a donc aucune association de symptômes hystériques.

Cette observation est donc en réalité un exemple de neurasthénie, pure de toute complication hystérique et combinée aux symptômes du goître.

Ces deux ordres de symptômes ont présenté une marche aggravante ; un mois environ après son entrée à l'hôpital, et six mois après le début du goître, Go... succombait aux progrès de la chachexie basedowienne.

Autopsie (le 2 septembre 91). — *Cœur*, gras, surcharge graisseuse ; parois flasques avec pli longitudinal interventiculaire. par suite de la distension de ses parois sous l'influence de l'excès de contraction. Péricardite récente au niveau de l'oreillette et de l'auricule droites avec quelques taches ecchymotiques au voisinage ; sur toute la surface du ventricule gauche on retrouve d'autres petites taches ecchymotiques assez rapprochées.

Myocarde. Teinte pâle, il est tacheté ; a l'aspect du foie muscade.

La mitrale paraît élargie (admet trois doigts), peut-être y avait-il insuffisance par dilatation ; piliers normaux ; toutes les valvules sont souples, normales. Rien du côté de l'aorte.

Foie, hypertrophié, pâle, décoloré ; surface de section jaune avec pointillé rouge, qui correspond au centre des lobules hépatiques ; la substance hépatique se laisse facilement pénétrer par l'ongle ; quelques traces de périhépatite ; la capsule se laisse enlever avec assez de difficulté.

Vésicule biliaire petite, contient une petite quantité de bile brune, visqueuse ; pas de calculs.

Reins, légèrement hypertrophiés ; pâles, se décortiquent facilement, confusion de teintes des deux substances ; consistance assez ferme.

Poumons, état emphysémateux de la face antérieure des deux poumons. A la partie déclive et des deux côtés congestion avec œdème.

Rate, petite, ferme.

Cerveau, mou, pâteux ; injection de la pie-mère sur toute la surface des hémisphères, plus particulièrement au niveau de leur extrémité postérieure avec aspect laiteux généralisé.

Suffusion sanguine du côté droit au niveau de la partie supérieure de la circonvolution frontale ascendante et du lobule paracentral. La pie-mère s'enlève facilement.

A la coupe pas d'état sablé ; absolument rien, si ce n'est que l'injection de la pie-mère semble se continuer en certains points dans l'épaisseur de la substance grise des circonvolutions.

Cervelet et bulbe normaux.

Sur les pneumogastriques, dans leur portion cervicale, rampent de petits vaisseaux injectés, très apparents.

Corps thyroïde. De gros vaisseaux rampent à la surface du goître, prédominance du lobe gauche sur le droit; le goître a un volume moyen, comprime fortement la trachée; consistance assez ferme; résiste à la coupe, ne présente sur la surface de section aucune cavité; à l'aspect macroscopique d'un goître fibro-vasculaire.

Organes génitaux normaux.

Examen histologique. — Nous avons pratiqué des coupes histologiques nombreuses au niveau des circonvolutions cérébrales, du bulbe, des nerfs pneumogastriques; après durcissement et coloration, nous n'avons observé aucune modification dans ces divers organes, excepté un état d'hyperhémie très marqué mais sans lésions inflammatoires ni apoplexies miliaires. Les cellules des différents centres bulbaires étaient dans un état de tuméfaction trouble avec désintégration granuleuse. Les noyaux, qui se coloraient mal par les réactifs, étaient cependant encore visibles. Les tubes nerveux, sauf de rares cylindraxes légèrement tuméfiés, étaien absolument normaux.

Foie. — A l'examen histologique on constate une dégénérescence graisseuse considérable du parenchyme hépatique. Souvent celle-ci est généralisée à tout un lobule, dont pas une seule cellule pour ainsi dire n'est indemne. Dans toutes on voit de larges gouttelettes de graisse qui les distendent.

Dans d'autres lobules on trouve autour de la veine sus-hépatique deuxt ou trois rangées de cellules, qui ont une teinte plus foncée que les précédentes et qui ne sont pas dégénérées.

Dans d'autres lobules la périphérie seule est en transformation graisseuse (foie interverti).

Quels que soient les lobules ou les régions de lobules où on l'observe, cette dégénérescence a partout les mêmes caractères parfaitement classiques d'ailleurs.

On voit de grosses gouttes de graisse, au nombre d'une seule ou de plusieurs, transformant la cellule hépatique en une vésicule adipeuse.

Les capillaires lobulaires sont un peu dilatés et contiennent des globules rouges bien visibles; souvent les espaces qui séparent les trabecules ou les cellules disjointes à la périphérie sont même augmentés de volume.

Pas de sclérose.

Cœur. — Beaucoup de fibres ont une striation peu marquée et l'on

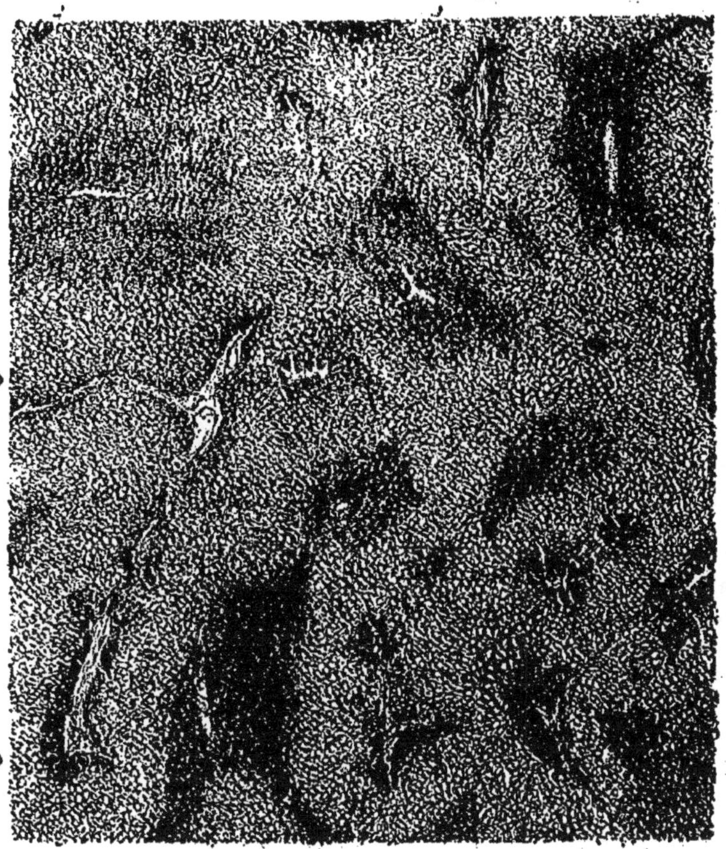

Fig. 1 — Vérick. Obj. n⁰ 0, oculaire n⁰ 1.

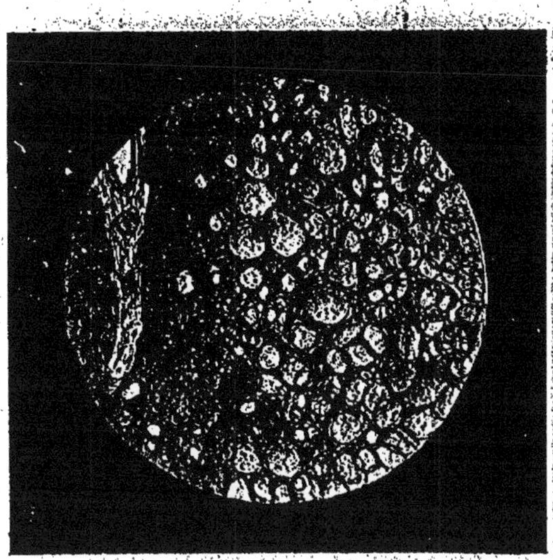

Fig. 2. — Vérick. Obj. 7 oculaire 2.

voit alors une infiltration diffuse de fines granulations graisseuses remplaçant la striation normale. Autour des noyaux, aux extrémités polaires, des granulations graisseuses nombreuses et plus grosses.

D'autres fibres sont presques détruites, les vaisseaux sont dilatés et gorgés de sang.

Pas de sclérose nettement appréciable.

Sur quelques points il y a des fibres en *dégénérescence vitreuse*, fragmentées en gros blocs.

Il importe de faire remarquer que cette dégénérescence n'était consécutive ni à une affection pulmonaire, ni à une maladie organique du cœur, ni à une affection de l'intestin, ni à aucune maladie générale, ni à l'alcoolisme. La seule signification nosologique qu'on puisse lui reconnaître est que ce trouble nutritif est consécutif à la maladie de Basedow, soit directement, soit par suite de l'état de cachexie profonde dans lequel était tombée la malade. On pourrait dans ce cas invoquer l'action des toxines élaborées par le corps thyroïde (1) ou bien encore l'influence microbienne que certains auteurs ont signalée dernièrement dans la maladie de Basedow.

Nous avons tenu à signaler cette altération, qui n'a pas encore été indiquée par les auteurs qui se sont occupés de l'anatomie pathologique du goitre exophthalmique et qui ne notent du côté du foie que quelques vagues modifications et tout-à-fait incidemment.

(1) Congrès 1891. — *Association française pour l'avancement des Sciences* ; communication faite par M. Boinet et Sibert (de Marseille.)

PSYCHOSES ET GOITRE EXOPHTHALMIQUE

Après avoir insisté dans le précédent chapitre sur l'état neurasthénique, que l'on rencontre si souvent associé au goître exophthalmique, nous allons, continuant notre analyse clinique, chercher à mettre en relief la coexistence d'autres états psychopathiques. On pourrait penser d'après certaines observations que le goître exophthalmique est la cause déterminante de ces troubles psychiques ; mais nous verrons qu'en réalité, en affaiblissant le malade, la névrose ne fait que créer un tempérament nouveau et c'est ainsi qu'elle permet à la tare nerveuse jusqu'alors restée latente de se manifester.

Ainsi que nous l'annoncions dans le chapitre II, c'est en effet dans la prédisposition héréditaire qu'il faut chercher la cause première de l'atteinte portée à l'intégrité des fonctions intellectuelles. Nos observations montrent du reste que les modalités par lesquelles se traduit cette tare héréditaire, sont des manifestations vésaniques de toutes formes, variant depuis les perturbations intellectuelles les plus légères jusqu'aux délires à pronostic fatal. Tantôt elle se traduit par la coexistence d'obsessions, de délire chronique, de paralysie générale ; tantôt elle fait de l'épilepsie, de l'hystérie.

D'ailleurs ces mêmes vésanies que nous voyons coexister avec la maladie de Basedow, n'ont rien qui nous doive étonner, puisque souvent elles se retrouvent également associées entre elles dans les antécédents héréditaires de nos malades. Dans son mémoire sur l'hérédité dans les maladies du système nerveux M. Déjerine rapporte des exemples frappants de ces associations morbides. Cet auteur cite (1) entre autres, une observation de névropathie héréditaire suivie depuis plus d'un

(1) DÉJERINE. *Hérédité dans les maladies du système nerveux*, 1885, p. 152.

siècle à travers six générations, où l'on voit se succéder et alterner les psychoses et la maladie de Basedow.

Grâce à cette importante notion de l'héréditós ce divers états nerveux ne nous paraissent plus comme des faits isolés, sans analogie ; mais par contre il faut reconnaître que le mécanisme intime et les lois qui président à ces mutations nombreuses et incessantes, que l'on trouve dans toutes les névroses, nous échappent complètement.

Pourquoi ces malades atteints de goître exophthalmique présentent-il des états psychiques aussi différents ?

Pourquoi tel malade a-t-il pris un état mélancolique, tandis que tel autre a contracté un état maniaque ?

Pourquoi s'agit-il dans certains cas d'hérédité intermittente, dans d'autres d'hérédité de transformation, et si rarement d'hérédité homologue ?

Nous ne saurions le dire et il faut reconnaître avec M. Christian que nous possédons jusqu'à présent l'intuition des lois de l'hérédité plutôt qu'une connaissance exacte de ces lois elles-mêmes.

Quoi qu'il en soit nous allons essayer de démontrer que le goître exophthalmique ne s'accompagne pas de folie spéciale, distincte.

En nous attachant à l'analyse de ces cas complexes notre intention est d'arriver à faire reconnaître la présence de deux éléments morbides différents, qui, tout en reposant sur un fond commun et tout en se trouvant entremêlés, se montrent toujours reconnaissables à leurs caractères propres et surtout à leur évolution qui reste tout-à-fait indépendante.

Nous passerons donc sur les traits communs aux nombreuses observations, que nous allons donner, puisque par leur marche, par leur durée, par leurs symptômes, ces troubles psychiques varient selon le délire auquel ils ressortissent,

Au lieu donc de nous engager dans ces données abstraites, nous nous contenterons de rapporter un certain nombre d'observations qui nous semblent caractéristiques comme exemples de coexistence des diverses espèces de délire ; en même temps nous ferons suivre chaque série d'observations, des développements et des réflexions qui doivent en être la suite.

Nous allons successivement donner quelques exemples des diverses formes de psychoses liées à la maladie de Basedow : délire de persécution, mélancolie, excitation maniaque, épilepsie, hystérie, délire alcoolique, obsession, paralysie générale.

Observation VIII. (*Inédite*). Due à l'obligeance de M. le Dr Arnaud médecin à la maison de Santé de Vanves.

Délire chronique et maladie de Basedow. Madame V..., Mathilde, 47 ans, sans profession, entrée à Vanves en août 1890, morte de syncope en février 92. *Hérédité.*— Un oncle paternel hypocondriaque, s'est suicidé. Deux filles manifestement névropathes, ayant déliré sous l'influence de leur mère.

Antécédents personnels. — A eu de 30 à 35 ans, au dire des parents, un goître exophthalmique. A d'ailleurs les globes oculaires encore un peu saillants. Plusieurs crises de rhumatisme. Rien d'appréciable au cœur ; très intelligente. Douze ans environ avant son entrée, s'est aperçue qu'on s'occupait d'elle avec malveillance. Allusions blessantes en paroles et en gestes, pour elle et pour ses filles.

Plus tard on les aurait injuriées,.. actrices, cocottes, vaches. Elles ne pouvaient plus sortir sans être exposées à toute sorte d'insultes et d'avanies. Tout cela était l'œuvre des anarchistes et des francs-maçons, conduits par une personne qu'elle nomme, On les hypnotisait, on les magnétisait, on les électrisait, de façon à les rendre très-malades.

A son entrée, on constate des hallucinations de l'ouïe très rares; des hallucinations psychiques très fréquentes, on dirige sa pensée par l'électricité, on lui « envoie des courants d'idées » ; elle accuse toujours les anarchistes et M. R...

Interprétations délirantes innombrables. En août 1801 manifeste des idées de grandeur, parle « d'un secret d'état », de sa « mission ». Tout cela à demi-mot avec des réticences, tandis qu'elle est très expansive sur les idées de persécution, toujours très actives. Octobre 1801, parle plus volontiers de sa mission, qui consisterait à sauver la France des anarchistes et de la Révolution. » Idées de persécution extrêmement développées, qui produisent des paroxysmes d'excitation ; même état jusqu'à la mort, survenue subitement en février 1892.

Voilà une observation fort intéressante à différents points de vue. Quoique très-résumée, elle permet l'étude comparative de 2 ordres de faits se séparant par des caractères cliniques très tranchés. Au déclin de la maladie de Basedow on voit V.. devenir soupçonneuse, préoccupée et présenter tous les troubles psychiques de la période d'incubation du délire chronique; sans une analyse clinique attentive et poursuivie pendant les quatorze années qui suivirent la terminaison du goître, on aurait pu rapporter au goître seul les interprétations délirantes et l'état d'inquiétude qui caractérisaient le commencement du délire chronique ou tout au moins méconnaître la nature exacte de ces troubles cérébraux.

Cependant il suffit de rappeler l'évolution des deux maladies pour reconnaître à chacune d'elles leur individualité morbide bien distincte.

Il s'agit ici d'une psychose à marche trop régulière, trop méthodique, pour qu'on puisse dénier aux troubles psychiques précédents une existence indépendante ; elle est en outre ici comme toujours trop constante dans son évolution successive en période d'incubation, période de persécution, période ambitieuse. On pouvait pronostiquer d'une façon certaine que sans l'accident terminal, la malade se serait, comme c'est la règle, acheminée vers la démence. Il est donc impossible de ne pas séparer nettement ce cas de psychose systématique progressive à physionomie si personnelle, du goître avec lequel elle a coexisté pendant un certain temps.

Observation IX. — Renault (de Lyon). *in Bullet. Société médicale des Hôpitaux*, 1890. — *Goître exophthalmique, absence d'hystérie et de troubles psychiques antérieurs au goître. Délire de persécution passager. — Tentative de suicide.*

A.... V..., 57 ans, entre à l'hôpital du Perron, le 24 septembre 1885, n° 9, salle Paul Jouve.

C'est une fille dont la santé a toujours été délicate, née d'un père phthisique mort à trente-trois ans, et d'une mère morte à soixante-quinze ans, dont le caractère était simplement nerveux et un peu impressionnable. Mais, enquête faite, on n'a point constaté de maladies nerveuses proprement dites, ni d'affections cérébrales chez les ascendants de cette malade.

Elle a été réglée à 15 ans, régulièrement depuis. Elle était sujette pendant sa jeunesse à des névralgies, et s'enrhumait fréquemment. Elle n'a jamais été chlorotique et n'a pas eu d'attaques de nerfs. La ménopause

est arrivée à quarante-cinq ans sans s'accompagner d'aucun accident
digne d'être noté. Mais, à peu près à cette même époque, A. V...
éprouva de nombreuses difficultés d'existence et des chagrins de toutes
sortes; elle est prise alors d'hémoptysies types qui se renouvellent quatre
fois dans l'espace de quelques semaines. Alors son cou qui avait commencé à grossir dès 1877, devint rapidement de plus en plus volumineux.
En même temps, il se produisit des palpitations, des accès d'oppression,
des névralgies rebelles, une sensation perpétuelle de chaleur intérieure, et
enfin de l'exorbitisme dont elle ne peut préciser le début, mais qui en
1884 était devenu très net : de façon que, dès son entrée dans le service
de M. le professeur Renault, à l'hôpital de la Croix-Rousse, le diagnostic
de la maladie de Graves type fut posé d'emblée.

La malade couchée au n° 20 de la salle Sainte-Blandine, y fit un long
séjour, sans rien présenter d'abord de particulier au point de vue du
système nerveux. Puis brusquement, elle devint sombre, craintive, se
cachant contre son oreiller dès qu'on la voulait interroger. On recherche
alors soigneusement les raisons de ce changement ; on constate positivement l'absence de tout stigmate suspect au point de vue de l'hystérie.
Au bout de quelques jours la malade réclame son exeat sous prétexte
qu'on lui en veut dans la salle, que les malades et les sœurs la regardent
de travers, etc. Elle finit par obtenir sa sortie et le jour même elle se
jette dans le Rhône, d'où elle est du reste immédiatement retirée par
des bateliers riverains.

Depuis lors, cette femme cache très soigneusement sa tentative de
suicide dont elle a la plus grande honte. On parvient néanmoins à savoir
qu'elle avait agi sous l'influence d'une impulsion irrésistible à en finir
avec la vie, ses chagrins lui ayant paru subitement insurmontables et
interminables. Elle a parfaitement conscience que cette manière de
voir était illusoire.

D'ailleurs, aussitôt après sa tentative de suicide, elle a cessé d'entendre des voix et de songer exclusivement à ses ennuis et à ses
chagrins.

Dès son entrée au Perron en 1885, sa cérébration était devenue moins
parfaite. Elle est simplement tourmentée par ses anciennes névralgies,
siégeant, tantôt à la face, tantôt sur les nerfs intercostaux ou sur ceux
des membres ; ce sont des névralgies vagues, sans point de Valleix bien
déterminés.

En somme cette malade est la moins ancienne et la moins bizarre des
trois malades atteintes de la maladie de Basedow qui sont actuellement
dans le service.

Au point de vue du syndrôme de Graves, l'état de A. V... était le
suivant en 1889.

Goître. — Au cou, goître bien développé, surtout à gauche, donnant à la palpation la sensation d'une masse molle, dépressible. A l'inspection on voit des battements isochrones à la pulsation cardiaque, qui ne sont pas communiqués par les carotides (lesquelles battent fortement, surtout à droite), pas de thrill. A l'auscultation pas de souffle, ni continu, ni discontinu; mais l'on entend d'une façon très nette la propagation du bruit du cœur.

Ce goître gêne la malade, surtout dans la marche, la course, les travaux pénibles au point de lui causer parfois des accès du suffocation peu intenses toutefois. Elle remarque que de temps en temps la voix devient rauque sans motif apparent et sans rhume existant.

Exorbitisme. — L'exophthalmie est très prononcée, bilatérale, la paupière supérieure semble un peu paresseuse dans ses mouvements sur le globe.

Pas de troubles fonctionnels d'ailleurs, du côté de la vue qui est bonne. Au cœur, pas d'hypertrophie, souffle systolique médio-cardiaque doux. Pulsation cardiaque intense, surajoutant un choc au départ aux bruits normaux du cœur et créant un rythme de galop. La tachycardie est cependant peu intense.

Tremblement. — Le tremblement, qui manquait absolument au début et dans les premières années de la maladie commence à apparaître, et il est encore peu accusé, on trouve quelques oscillations aux doigts, qui de prime abord pourraient être mises sur le compte de l'émotion.

Mais la malade affirme que de temps à autre, et sans cause appréciable, ce tremblement s'exagère au point de la gêner dans son travail de couturière.

Phénomènes nerveux accessoires. — L'état nerveux général est toujours peu développé, sauf les névralgies qui reviennent fréquemment. Dans leurs intervalles, la malade est calme. Le système entier des vaso-moteurs de la face est légèrement parésié. Le teint du visage et du cou est coloré, ce qui n'existait pas avant la maladie de Graves, affirme la malade. La rougeur habituelle existe aussi aux mains et aux pieds.

Partout où elle existe la patiente ressent une sensation de chaleur extrêmement marquée et qui la tourmente. En dehors de là pas de troubles trophiques, ni d'œdèmes, ni d'éruptions figurées à la peau. Les urines ne contiennent ni sucre ni albumine. (Note prise en janvier 1889 par M. Philippe, interne du service.)

Février 1890. — Même état, plutôt atténué dans son ensemble. L'exophthalmie, en particulier, a paru rétrograder. Aucun trouble mental, ni aucun stigmate hystérique ne peuvent être relevés.

Cette fois, le tableau morbide est constitué par la coexistence du goître exophthalmique et d'idées de persécution qu'il est, d'après les caractères notés, bien difficile de rattacher à un état mental connu.

Sans prétendre 'que ces deux états ne peuvent s'influencer nous voyons que la disparition des idées de persécution a laissé le goître exopthalmique dans son intégrité et que par conséquent l'existence de l'une n'a nullement été solidaire de celle de l'autre.

OBSERVATION X.— JOFFROY. *Annales médico-psychologiques*, mai 1890. *Goître exophthalmique et mélancolie.*

L'aspect de la malade est caratéristique, elle a l'attitude et la physionomie du désespoir. Elle pleure presque continuellement, se lamente en disant qu'elle est damnée parce qu'elle n'est pas chrétienne. Si on cherche à la détromper, elle ajoute qu'elle ne peut pas être chrétienne puisque ce sont des animaux qui l'ont mise sur la terre. Elle convient toutefois que son père et sa mère ressemblaient extérieurement aux autres hommes et femmes, mais qu'ils étaient quand même des animaux, puisqu'ils n'étaient pas chrétiens.

En poursuivant l'examen et en cherchant le point de départ de cette idée dominante, autour de laquelle semble actuellement pivoter le délire mélancolique, on découvre chez cette malade des conceptions délirantes, peut-être des hallucinations psychiques. La nuit, et surtout pendant son sommeil, le dortoir où elle se trouve, se remplit d'un grand nombre de chrétiens, hommes et femmes, et ce sont ces gens, qui ne sont en aucune façon des persécuteurs, et ne viennent que pour faire le bien, qui lui ont révélé sa triste situation.

Elle affirme et maintient énergiquement que très fréquemment ces grandes réunions de chrétiens se font dans la salle, mais elle ne les voit jamais, ne les entend pas, n'a aucune perception ni par l'odorat, ni par le goût, ni par le tact, trahissant leur présence, et néanmoins elle sait avec la plus grande certitude qu'ils sont là parce qu'elle ressent une douleur spéciale, vague, et non localisée en un point du corps. Ces personnes ne se servent pas de ses organes, ne la font ni parler, ni remuer, mais la font penser et lui ont ainsi révélé son origine bestiale.

C'est en vain qu'alors nous avons cherché chez cette mélancolique des idées de persécution ; elle ne voit autour d'elle que des gens qui veulent le bien ; elle est docile et si elle ne veut se soumettre à aucune médication ce n'est pas parce qu'on veut l'empoisonner, c'est que son mal étant intimement lié à sa naissance, est incurable, et qu'il lui est inutile par conséquent de se soigner.

Mais, si chacun autour d'elle, fait le bien, elle-même ne produit que le mal. Elle empoisonne tout le monde par sa présence, et dernièrement nous l'avons trouvée plus désolée encore que d'habitude parce qu'une de ses voisines avait été frappée d'une attaque d'apoplexie ; c'était elle qui en était cause. Elle est également cause des malheurs qui surviennent aux personnes de sa connaissance vivant hors de Paris, très loin d'elle.

Ajoutons à ces symptômes un tremblement habituel de tout le corps, une asystolie avec battements rapides et irréguliers, et un souffle assez fort à la pointe.

Voilà quels sont les symptômes dominants dans l'état actuel, et il serait très possible, à un médecin non prévenu, de ne voir là qu'un cas de mélancolie générale, avec tremblement, affection mitrale et asystolie, sans songer au goitre exophthalmique. Il n'en était pas ainsi il y a quatorze mois, quand la malade est entrée dans mon service ; bien au contraire, le tableau symptomatique de la maladie de Basedow était presque complet. L'exophthalmie seule faisait presque défaut. Mais si les symptômes étaient peu accusés du côté des yeux, il n'en était pas de même des autres signes.

Le corps thyroïde présentait un gonflement notable, mais uniquement dans le lobe droit ; on y percevait nettement un mouvement d'expansion, soit par la vue, soit par la palpation.

En outre, la malade se plaignait de palpitations fréquentes. Les bruits du cœur étaient, à cette époque réguliers, éclatants et ne présentaient rien d'anormal, sauf une sorte de roulement au premier bruit. La pointe du cœur battait entre le quatrième et le cinquième espace intercostal. Le pouls était d'ordinaire à 120, et beaucoup moins accusé à la radiale qu'à la carotide. Enfin on constatait aux membres supérieurs, et surtout aux mains, un tremblement menu, fréquent, s'exagérant beaucoup sous l'influence de la moindre émotion.

La malade présentait en même temps de la polyurie, de la gastralgie fréquente, de la tendance à la constipation, un état d'anémie assez marqué et de l'insomnie.

A cette époque, la malade ne paraissait présenter d'autres troubles psychiques qu'une émotivité très-grande, une susceptibilité exagérée et un degré de tristesse, qui paraissait bien justifié. On verra par la suite qu'il ne s'agit là que d'une apparence et, qu'en réalité, il y avait alors des idées de persécution déjà anciennes.

La malade resta dans cet état, sans modifications notables, pendant dix mois environ, de février à décembre 1880 et alors survint un symptôme nouveau, qui précéda de peu le développement de la mélancolie générale, je veux parler de l'hallucination visuelle produite par la fixation du regard. Le lit de la malade est disposé de telle sorte qu'elle aperçoit à travers les fenêtres du dortoir la cime de plusieurs arbres sur lesquels viennent fréquemment se poser des oiseaux, et particulièrement à l'époque dont il s'agit, de grosses corneilles qui reviennent chaque hiver à la Salpêtrière. Or, il arrivait très fréquemment à la malade, quand elle regardait fixement les arbres, de croire y voir des corneilles en nombre de plus en plus grand, et bientôt tel que les arbres en étaient couverts et que l'air en était obscurci. Ce n'était nullement une réalité, mais bien une hallucination.

Ajoutons que depuis la ménopause, c'est-à-dire depuis quatre ou cinq ans, la malade avait eu, à plusieurs reprises des hallucinations de la vue, des visions de scènes champêtres, par la fixation prolongée d'un point. Jamais il n'y a eu d'hallucinations auditives, soit isolées, soit concomitantes.

Dans quelles conditions s'est développé ce goitre exophthalmique ?

Il n'y a pas d'antécédents héréditaires, ni chez le père, ni chez la mère; un frère et une sœur sont morts de phthisie à vingt et vingt deux ans; une autre sœur est bien portante; un oncle encore vivant est bourru, et très peu intelligent.

La malade a cinquante ans ; elle a été réglée à treize ans, n'a jamais présenté aucun symptôme d'hystérie, n'est pas alcoolique, a été mariée à vingt ans, a éprouvé dès l'âge de vingt-huit ans des accidents pénibles de toux quinteuse avec crachements de sang, qui ont fait craindre l'existence d'une tuberculose pulmonaire. Quelques années plus tard, survinrent des accidents, sur lesquels il y a lieu d'insister, et qui nous ont été rapportés différemment par la malade et par un membre de sa famille très digne de foi.

La malade attribue son mal à de profonds chagrins domestiques.

Après une quinzaine d'années de mariage pendant lesquelles il n'était survenu aucun incident, son mari commença à être infidèle, puis la quitta pour aller vivre avec une autre femme. Elle apprit ensuite que de cette union illégitime étaient nés plusieurs enfants. Elle en fut très affectée, eut des idées de suicide à ce point qu'elle demanda à être mise à Sainte-Anne, où elle séjourna pendant six mois.

Plus tard, son beau-frère, à qui était confiée la gestion de ses économies, l'aurait volée; et depuis cette époque elle vit sans aucune relation avec sa famille.

Ces renseignements nous sont donnés par la malade, et nous sont confirmés par une de ses amies qui la connaît depuis quatre ans seulement, et qui nous ajoute que la malade est très honnête, très bonne, très sobre, mais prête à s'irriter et en proie à une grande tristesse avec des idées de suicide, sans que, à sa connaissance, elle ait jamais fait aucune tentative.

Nous en étions à ce point de notre observation, lorsque nous pûmes nous procurer l'adresse du beau-frère qui habite la province, et qui s'empressa de venir à Paris, dès qu'il crut pouvoir être de quelque utilité à sa belle-sœur. Et alors il nous apprit que les chagrins domestiques de la malade étaient purement imaginaires, que les scènes de jalousie qui en marquèrent le début n'avaient aucun fondement sérieux, que le mari avait été obligé de quitter sa femme, parce que celle-ci lui rendait la vie insupportable, que jamais il n'avait vécu maritalement avec une autre femme et que rien ne permettait de supposer qu'il ait eu des enfants depuis sa séparation. Le vol était également imaginaire, les économies de la malade avaient été placées par lui-même en rentes sur l'État; mais le titre ayant changé de forme et de couleur à l'époque d'une conversion, la malade n'hésita pas à se regarder comme lésée et intenta un procès qu'elle perdit sans qu'on puisse réussir à la convaincre de l'honnêteté de son beau-frère, pas plus qu'on avait réussi à lui démontrer la bonne conduite de son mari. De sorte que si l'on veut attribuer aux chagrins domestiques une part dans la pathogénie du goitre exophthalmique, il faut remarquer que ces chagrins ne reposent que sur des faits complètement imaginaires. Du reste, à un moment donné, ce système de persécution a pris une plus grande extension et a nécessité l'internement forcé de la malade à l'asile Sainte-Anne.

Nous ne pouvons dire avec précision quels étaient alors les troubles qu'elle présentait, mais le beau-frère nous apprend qu'elle parlait de prison, de jugement, de décapitation.

Cette malade, qui a aujourd'hui cinquante cinq ans, a donc présenté des troubles psychiques dès l'âge de trente-cinq ans, et depuis cette époque ils ont toujours persisté avec plus ou moins d'évidence.

Il resterait alors à déterminer l'âge exact du goitre exophthalmique. Cela est bien difficile. Ce qui semble certain, c'est que jamais les médecins n'ont parlé devant elle de cette maladie que depuis trois ans maintenant, et que d'autre part jamais aucune personne de sa famille n'avait remarqué l'augmentation du volume du cou jusqu'à l'époque, où, il y a trois ans, le médecin l'a constatée. Il semble donc probable qu'ici le goitre exophthalmique se soit développé au cours d'une mélancolie générale.

Chez cette malade, qui n'est ni hystérique, ni alcoolique, nous avons affaire à un délire mélancolique, qui date de vingt ans environ ; tandis que les premiers symptômes du goitre exophthalmique sont survenus il y a trois ans et sont au moment de la publication de l'observation en voie de décroissance manifeste.

L'étude comparative de la marche des troubles intellectuels et du goitre montre que le délire mélancolique, après avoir présenté des alternatives d'amélioration et d'aggravation pendant dix-sept ans, s'est atténué lorsque le goître s'installa ; il parait avoir fait place à un simple état neurasthénique ; puis deux ans plus tard, lorsque le goître s'améliora à son tour, le délire mélancolique reparut et prit une telle importance qu'il masquait en quelque sorte les derniers vestiges de la maladie de Basedow.

Aussi ne saurions-nous mieux faire que de reproduire l'interprétation que M. Joffroy donne de ce fait qu'il considère « comme un cas mixte de mélancolie générale d'une part, de goître exophthalmique d'autre part. Il ne me répugnerait pas, ajoute l'auteur, de regarder la mélancolie comme ayant favorisé l'apparition du goître exophthalmique, mais nous ne pourrions aller plus loin et pour nous cette femme est atteinte de deux affections différentes existant simultanément, la mélancolie et le goître exophthalmique. »

Observation XI. — *Goître exophthalmique. Mélancolie et épilepsie.* Seglas. *Annales médico-psychologiques*, juillet 1890.

Mme A..., née P..., âgée de vingt sept ans, entrée le 1er février 1890, à la Salpêtrière, service de M. J. Falret.

Antécédents héréditaires. — Le grand père paternel était buveur ainsi que sa femme.

Père : très paresseux, également buveur, rhumatisant, mort d'accidents cardiaques. Un oncle maternel avait des « idées baroques. » Un frère, de caractère instable.

Antécédents personnels. — Rien à noter dans l'enfance, développement physique et intellectuel normal. Réglée à seize ans. Caractère doux, aimant, enjouée, peureuse, insouciante et nonchalante. La malade était sujette à rire et à pleurer sans motifs. Il y a deux ou trois ans, elle aurait eu une attaque de nerfs, qui aurait duré une heure et demie (?). Émotions fréquentes depuis son mariage : elle avait toujours peur de son mari qui, dans des accès de jalousie, la poursuivait avec un couteau ou un revolver. Accouchement il y a près de deux ans ; elle a allaité son enfant jusqu'à huit mois. Elle était très fatiguée, avait des pertes blanches très abondantes, souffrait de palpitations et se plaignait toujours du ventre. Un mois avant qu'elle ne cesse l'allaitement, elle avait failli être renversée avec son enfant par un cheval et avait eu extrêmement peur. A dater de cette époque elle a beaucoup changé, est devenue très triste, trouvait la vie fatigante, pénible, parlait de mourir avec ses enfants. Puis elle a cessé de s'occuper de son ménage, elle restait indécise, ne pouvant se résoudre à rien. Crainte d'empoisonnement et refus d'aliments. Une fois, il y a deux mois, elle s'est enfuie de chez elle : est allée voir sa mère et lui a dit qu'elle ne voulait pas rentrer chez elle, parce que son mari la tuerait. Elle a essayé deux fois de se suicider en s'étouffant entre deux matelas, et en s'asphyxiant, elle et ses deux enfants, avec du charbon.

2 Février. — *Examen de la malade.* — Les premiers jours elle ne répond à aucune question ; elle a une attitude craintive, tremble de tout son corps surtout quand on l'approche ou qu'on veut la toucher, elle semble écouter tout ce qui se passe autour d'elle et regarde partout avec inquiétude. Elle reste immobile sur sa chaise, résiste lorsqu'on veut la changer de place et paraît avoir alors très peur. Refuse les aliments. Elle est gâteuse.

Les yeux ont une expression terrifiée. Ils sont un peu saillants, le bord de la paupière affleurant le cercle extérieur de l'iris. Pupilles normales. Pouls radial petit à 108, pouls carotidien plus fort ; rien à l'auscultation du cœur. Mains violacées, peau chaude et sèche. Temp. axillaire, 37°2. Pas de goître.

Au bout de quelques jours on peut saisir quelques phrases qu'elle prononce presque à voix basse. Elle regarde ses mains, les trouve changées, ainsi que sa figure, ses yeux surtout, son nez aussi. Elle ressemble à un perroquet, puis après elle dit qu'elle est un lion et demande si l'on n'a pas peur d'elle. Les autres personnes sont en carton ou en bois, elle le voit à la façon dont elles marchent ; tout le monde ressemble à des machines. Pour elle, on va la tuer, la jeter dans la fontaine, la mettre à fond de cale. Jamais elle ne répond quand on lui adresse la parole ; elle mange difficilement, reste immobile sur sa chaise ou dans son lit la nuit, mais ne dort pas. Même faciès . Pouls 110.

11 mars. — L'état précédent dure environ un mois, et un jour, après la visite de son dernier enfant, il semble se produire une détente. La malade devient plus communicative. Elle nous a raconté qu'à la suite de l'accident, dont elle a failli être victime avec ses enfants, elle est restée toute tremblante pendant plusieurs jours. Elle ne faisait qu'embrasser ses enfants et, quand elle les voyait, elle était toute angoissée. A partir de là, dit-elle, j'ai beaucoup changé, mais ce n'est que quelques mois plus tard que j'ai été plus mal. Elle était dégoûtée de tout, restait des journées entières sans rien faire, elle avait peur, se sentait toute drôle, toute changée. A la fin elle ne reconnaissait plus sa famille et demandait si c'était bien vrai que les enfants fussent là. Elle se rappelle ce qui s'est passé pendant sa maladie, surtout les faits qui se sont passés autour d'elle; moins ses idées.

Elle ne se souvient que vaguement d'avoir dit qu'elle était un perroquet que tout le monde était changé. Elle dit n'avoir été préoccupée que de ses enfants. Je me disais : « Pourquoi suis-je ici? où sont mes enfants? Que sont-ils devenus? Je pensais qu'on m'avait enlevée de ma famille pour toujours. Je pensais tout le temps à mes enfants, déjà chez moi j'avais peur qu'ils ne soient pas heureux. » Elle dit n'avoir pas bien reconnu son enfant quand on le lui a amené : « Il avait l'air comme endormi, il avait une toute petite voix ; je ne le reconnaissais plus, il m'a semblé ne reconnaître que sa robe que j'avais faite. Ma mère et mon oncle n'avaient rien de changé. » Elle semble n'avoir pas eu d'hallucinations sensorielles. Elle dit qu'elle ne mangeait pas parcequ'elle n'en avait pas la force, et nie toute idée d'empoisonnement. De même elle ne parlait pas, parcequ'elle n'avait pas la force de remuer sa langue, qui était comme collée : et puis, dit-elle, je ne comprenais rien et je n'avais idée de rien. Rires fréquents, involontaires dit-elle, yeux moins brillants ; pouls 88. Mains toujours violacées, peau froide, sèche. L'examen de la sensibilité, très difficile, ne révèle rien de particulier. Les fosses ovariennes semblent sensibles, surtout la gauche, il me semble que les mains tremblent légèrement, mais il n'y a rien de positif dans cet examen, rendu impossible par la résistance de la malade et une sorte de raideur musculaire ou de tremblement général. Oreilles mal ourlées : lobule adhérent.

Elle demande à sortir, mais semble comprendre qu'elle doit rester encore pour guérir tout-à-fait et demande simplement à voir ses enfants.

16 *mars*. — Même état jusqu'à cette époque. Elle est moins bien aujourd'hui, plus absorbée. « Je cherche ce qu'on me veut, dit-elle, je ne veux pas souffrir tout le temps, j'en ai assez. Si je ne suis pas comme autrefois, ce n'est pas de la maladie. Je comprends de moins en moins, je veux être comme tout le monde. »

21 *mars*. — A midi et demi, subitement elle tombe à terre comme une masse, la figure est violacée. Pendant dix minutes, elle reste inerte sans bouger ; pas de raideur, pas de secousses des membres. Morsure de la langue, écume sanguinolente, léger ronflement : miction et selle involontaires. Au bout de dix minutes on la couche : elle dort environ une heure. A son réveil elle se plaint d'avoir mal à la tête, ne se rappelle absolument rien. Avant cette attaque, elle était très absorbée, répétait qu'elle ne comprenait rien : après, elle répondait mieux que jamais aux questions.

22 *mars*. — Moins bien, ne cause plus, refuse les aliments.

20 *mars*. — Même état, mutisme. Les yeux sont de nouveaux plus saillants. P. 112 pulsations.

30 *mars*. — « On me regarde comme une ahurie, on se moque de moi : Ce n'est pourtant pas ma faute si je n'ai pas profité de l'électricité, on ne m'a rien expliqué. Je vois qu'il y a trop de choses que je ne comprends pas, cela ne peut durer ainsi. Je ne comprends pas comment il

y en a à qui la pile rend des forces, mais je crois que cela me les enlève,
car je me sens faible et je n'ai rien fait pour perdre mes forces. Je souffre la nuit, le jour, tout le temps, tout me tire. Il me semble que ma tête,
mon estomac se démolissent. On me donne tout à souffrir, c'est toujours
moi qui ai tout le mauvais, c'est pis que la mort; s'il y a un moyen de
mourir, pourquoi ne me tue-t-on pas tout de suite. Je ne suis qu'une gi-
rouette : je ne puis baisser la tête ou la relever ; si je la relève, on
trouve cela drôle : autant qu'on me tue. Qu'on m'explique et que je sois
comme tout le monde. — Sortie non guérie le 11 avril 1890.

Chez cette malade s'exerce une double influence héréditaire ;
l'acoolisme du grand père et du père et les anomalies cérébrales de l'oncle maternel.

La perte de connaissance complète et subite, la morsure de la
langue, l'émission involontaire des urines et des fèces ainsi que
la perte de tout souvenir dont s'accompagna cette attaque sont
là autant de caractères qui autoriseraient à penser à une attaque
de nature comitiale. Quoi qu'il en soit l'état mental propre à
cette attaque contraste assurément avec celui du délire mélancolique, pendant lequel la malade se rappelle ce qui se passe.

A..... serait donc atteinte à la fois de mélancolie, de goître
exophthalmique et d'épilepsie.

OBSERVATION XII. — Observation due à l'obligeance de mon ami
M. TOULOUSE, interne à Sainte-Anne. *Mélancolie et goître exophthalmique.*

M..., Herminie, boulangère âgée de 30 ans. Entrée à l'asile Sainte-
Anne le 24 mars 1892, pour des idées mélancoliques avec tentative de
suicide.

Dans le certificat du médecin de la ville nous trouvons des renseignements sur l'état psychique de cette malade avant sa séquestration.

La malade ne voulait pas se laisser examiner de peur qu'on lui
coupât la langue... Refusait toute nourriture. Il n'y avait plus de bon-
heur pour elle... s'est sauvée de chez elle... alors a tenté de s'ouvrir la
gorge et l'artère radiale gauche avec un couteau à découper. Elle ne se
croit pas chez elle. Désire partir avec son enfant. Ne veut prendre aucune nourriture ni aucun médicament.

La malade arrive à l'asile dans un état de prostration profonde. Elle paraît hébétée, indifférente à ce qui se passe autour d'elle. Le regard est fixé à terre. La physionomie est immobile et comme figée dans une expression de tristesse et de crainte.

Elle parle très lentement à voix basse, quand on la presse de questions. Ses réponses paraissent réticentes.

Interrogée sur ses tentatives de suicide, elle dit qu'elle avait des contrariétés de famille.

Pressée de questions elle dit qu'il y avait entre elle et son mari une froideur qui n'aurait pas dû exister. Depuis six mois ce dernier se serait ralenti dans ses rapports avec elle. Cela l'aurait beaucoup chagrinée et serait la cause de sa tristesse. Elle n'accuse pas son mari de l'avoir trompée; toutefois elle s'explique peu clairement à ce sujet et se renferme dans son mutisme dès que l'on veut la pousser là-dessus.

Par moments elle s'accuse de torts envers son mari. De quelle nature ? Nous ne pouvons pas le savoir. C'est elle qui est la coupable, dit-elle, sans éclaircir davantage ses idées de culpabilité.

Il ne paraît pas y avoir d'hallucinations de l'ouïe ni des autres sens.

Les idées de suicide paraissent ne pas avoir disparu; et à plusieurs reprises dans les jours, qui suivent son entrée à Sainte-Anne, la malade essaye de s'étrangler avec les deux mains et de s'arracher les yeux avec les doigts. On est même obligé de lui mettre un maillot pour l'empêcher de se faire du mal.

Cet état mélancolique a persisté sans grandes modifications jusqu'à ce moment. Parfois elle refuse toute nourriture; et notamment le 20 mars on est obligé de la nourrir artificiellement à la sonde œsophagienne. La tristesse reste tout aussi grande; par instants, la malade pleure abondamment sans vouloir expliquer la cause de ses larmes. Généralement elle reste affaissée et morne toute la journée, sans parler ni songer, et le soir elle s'agite souvent, se promenant dans le couloir du quartier, en gesticulant et en causant à haute voix.

D'après le mari, la seule personne qui ait pu nous fournir des renseignements sur cette malade, cet état mélancolique daterait de 3 ou 4 mois. Mais déjà depuis un an elle avait montré une jalousie peu naturelle. A cette époque, elle se trouvait enceinte en même temps que son employée. Or un client ayant plaisanté avec elle sur cette coïncidence de grossesses et ayant insinué en riant que son mari pouvait bien être l'auteur de l'une et de l'autre, la malade avait présenté un certain changement de caractère. Elle devint encline à de fréquents accès de tristesse, et fit souvent des scènes de jalousie à son mari. Mais c'est surtout dans ce dernier trimestre qu'elle aurait présenté des troubles intellectuels marqués. Elle pleurait souvent, répétant à tout instant que son mari allait l'abandonner. Enfin, dans les derniers jours qui ont précédé sa séquestration, elle ne voulait plus manger, sortait de chez elle sans vouloir dire où elle allait.

C'est sous l'empire de ces idées de jalousie qu'elle a essayé de s'ouvrir la gorge et le poignet gauche avec un long couteau de cuisine. L'instrument n'a d'ailleurs entamé que la peau, et la cicatrisation des deux plaies a eu lieu en quelques jours.

Jusque-là nous avons négligé à dessein de parler de l'état physique de cette aliénée. Nous allons nous en occuper maintenant.

Tout d'abord notons les principaux symptômes qui doivent faire porter le diagnostic de goître exophthalmique, dont est atteinte la malade.

Le goître est assez développé. Le corps thyroïde est hypertrophié surtout aux dépens du lobe gauche. Quand on met le bout des doigts sur la glande, dont la saillie est très apparente à l'œil, on perçoit un frémissement, une sensation de thrill, ensuite il y a un soulèvement en masse à chaque systole cardiaque. Souffle systolique à la pointe.

La tachycardie est manifeste. Il y a environ de 100 à 120 pulsations par minute, et cela à n'importe quel moment de la journée.

Les pulsations radiales sont beaucoup moins fortes que les pulsations carotidiennes, l'auscultation du cœur ne révèle aucun souffle.

La malade est sujette à des accès de palpitations de cœur pendant lesquels le pouls bat plus vite et la face se congestionne. Parfois il s'y joint du vertige, et la malade tomberait si on ne la soutenait pas.

L'exophthalmie est légère, mais évidente.

On constate aussi un fin tremblement habituel de la langue et des doigts, et des secousses dans les muscles des membres supérieurs. Parfois le tremblement se généralise à tout le corps. Les mains sont rouges, congestionnées, chaudes au contact. La raie de Trousseau est très accusée et se produit très facilement sur n'importe quelle partie de la surface cutanée.

La température rectale est normale et oscille entre 37º4 et 37º8.

Il n'y a pas de stigmates hystériques. La sensibilité tactile, thermique et à la douleur est normale et égale des deux côtés. Pas d'anesthésie de la conjonctive, de la cornée ou du pharynx. La vision paraît normale et égale pour l'œil droit et l'œil gauche. Les couleurs sont parfaitement reconnues. Interrogée sur le scotome ou d'autres troubles de la vision, la malade nous a dit ne rien ressentir d'analogue. Les réflexes sont normaux. Langue sale, peu d'appétit habituel. Constipation. La malade a toujours été assez bien réglée; elle a eu ses menstrues le mois dernier.

Les urines sont rares, très chargées habituellement en phosphates et en urates. Pas d'albumine.

Nous avons essayé de déterminer le début du goître exophthalmique. La malade n'a pu nous donner aucun renseignement à ce sujet ; et le mari ne s'était aperçu de rien, ni de la grosseur du cou, ni des palpitations du cœur, ni des congestions céphaliques, ni de l'exophthalmie. Aussi nous est-il impossible de dire le rapport chronologique qu'il peut y avoir entre l'apparition de l'état mélancolique et l'apparition des premiers symptômes de la maladie de Basedow.

Au point de vue des antécédents héréditaires et personnels de la malade, voilà ce que nous avons pu tirer du mari, qui ne sait pas grand chose de la famille de sa femme qui n'habite pas Paris.

Le père a 65 ans, il est bien portant; la mère a 60 ans et jouit aussi d'une bonne santé. Un frère 35 ans, le seul qu'ait eu la malade, n'a présenté aucune maladie spéciale. Il est marié et a une petite fille de 15 mois. Donc au point de vue de l'hérédité névropathique ou psychiatrique, nous n'avons rien pu savoir.

La malade a été réglée à 13 ans. Elle s'est mariée à 21 ans, et a eu trois grossesses, dont un enfant mort-né, une fille morte à 2 mois de convulsions et une autre fille âgée de 14 mois bien portante.

Pas de maladie grave antérieurement. Aucun excès alcoolique. La malade était peu intelligente et très douce. Elle aidait son mari dans la gestion de son commerce. La seule anomalie de caractère que le mari ait relevée chez sa femme, c'est qu'elle était ordinairement portée à la tristesse et s'est toujours montrée très jalouse. Pas de stigmates physiques de dégénérescence.

Nous avons vu que l'hérédité nerveuse était pour ainsi dire constante chez les sujets atteints de maladie de Basedow ; mais ici, comme cela a lieu trop souvent, on ne peut avoir de renseignements précis sur les antécédents héréditaires. Pour nous d'ailleurs l'incertitude ne saurait exister et nous nous croyons autorisés à conclure par analogie avec nos autres observations qu'ici encore l'hérédité se traduit par 2 modalités symptomatiques distinctes, qui évolueront séparément avec leurs symptômes propres.

OBSERVATION XIII (résumée). *Maladie de Basedow. — Excitation maniaque.* LANDOUZY. Clinique de la Charité. *Journal de médecine et de chirurgie pratiques*, 1886. p. 538.

Les antécédents héréditaires chez V... prouvaient nettement la filiation des accidents nerveux. Depuis son enfance tous les incidents pathologiques survenus chez le malade s'étaient accompagnés de phénomènes d'ordre nerveux : la rougeole, une angine simple, une morsure de chien, avaient occasionné un délire violent. A dix-sept ans, à la suite d'une discussion de famille, il s'engagea et au régiment, où il passait pour un baroque, il eut des difficultés avec tout le monde. C'est à cette époque qu'il eut ses premières palpitations ; un jour il dut subir une punition pour un regard arrogant ; or, ce caractère du regard est précisément celui qui se retrouve souvent dans le goître exophthalmique. Ce malade avait souvent aussi des crises d'excitation avec turgescence de la face simulant des accès de colère, pour lesquels il fut puni fréquemment. Ce ne fut enfin qu'après un séjour à l'hôpital que les différents caractères du goître exophthalmique s'étant accentués, il fut considéré comme un malade.

OBSERVATION XIV. *Folie et maladie de Basedow.* — MEYNERT. *Psychiatrisches Centralblatt*, 1871.

Folie avec maladie de Basedow concomitante.

La malade était âgée de 17 ans ; comme cause de l'affection on signale des dispositions névropathiques héréditaires et le chagrin causé par la mort de sa mère. Bientôt éclata le délire, accompagné d'une agitation maniaque continuelle, d'hallucinations de la vue ; les sentiments affectifs étaient complètement pervertis et la jeune malade s'échappa bien vingt fois de la maison paternelle. En même temps on constate des palpitations du cœur, qui battait de 120 à 150 fois, de fréquentes epistaxis, l'élévation de la température de la tête et un certain degré d'exophthalmie sans gêne dans les mouvements du globe oculaire, ni des paupières.

OBSERVATION XV. *Goître exophthalmique et manie* (1). — JUNG. *Charité Annalen*, 1889.

Cet auteur observa des accès de manie concomitants dans l'exophthalmie avec d'autres symptômes de Basedow. Pour cet auteur l'amélioration des signes mentaux n'amène pas celle des signes physiques ; au contraire l'amendement des signes physiques peut amener l'éclosion des troubles mentaux.

(1) MARTIN. *Des troubles psychiques dans la maladie de Basedow.* (Th. de Paris, 90).

OBSERVATION XVI (1). — *Goître exophthalmique. Excitation maniaque.*

H. B..., israélite, âgé de 37 ans, placier en diamants, né à Amsterdam, traité à l'asile de Ville-Evrard.

Déclaration de Mme B..., femme du malade.

Son mari est fils de l'oncle paternel de Mme Bén.. Ils sont deux cousins germains.

Mari. — Père mort à 63 ans d'une affection du foie. Il était commissionnaire en marchandises, et très-sobre. Mère morte à 30 ans de phthisie pulmonaire ; elle se serait mariée étant déjà phthisique, et sa maladie était déjà très-avancée lorsqu'elle mit au monde M. Bén...

Mère vivante, âgée de 76 ans, pas de maladie.

Parents connus. — Deux oncles paternels (et par conséquent oncles du mari et de la femme) sont morts, l'un de diarrhée avec étisie, à 60 ans ; l'autre d'hémoptysie pulmonaire. Ce dernier avait de violentes colères.

Une tante paternelle (même remarque), morte à 68 ans d'hémoptysie.

Parents du mari. — M. Bén..., est le dernier de trois enfants. Son frère plus âgé que lui de quatre ans, est en parfait état de santé physique et morale.

Sa sœur, morte il y a dix ans, à 38 ans, de phthisie galopante, était mariée et avait eu six enfants qui sont en Hollande et qu'on ne connaît pas.

Le père de M. Ben..., s'est marié trois fois. Il s'ensuit que le malade a un demi-frère qui est âgé de 21 ans, et qui est très intelligent, très travailleur et bien portant.

Parents de la femme. — Mme Bén..., a deux frères et quatre sœurs ; l'une d'elles est morte.

L'aînée a 50 ans, bien portante, a quatre filles, toutes saines. La seconde a 48 ans, s'est mariée à 24 ans, a trois enfants. La troisième a 39 ans, vit à Rotterdam, a 4 enfants tous sains.

Un frère musicien, a 42 ans vJl, t avec... G... (la question du divorce empêchant le mariage) ; pas d'enfants. Un autre frère a 38 ans ; marchand de diamants ; bien portants. La sœur, qui est morte il y a quinze ans, avait été toujours bien portante jusqu'à 13 ans. A cette époque, il se produisit des lésions de la paupière, elle devint aveugle. A l'âge de 10 ans, paralysie du côté droit.

Mort à 21 ans. Diagnostic probable : tubercules cérébraux.

Mme Bén..., est la dernière. Caractère un peu excentrique. Elle s'est mariée il y a 13 ans et ne connaissait pas précédemment son cousin qui n'est venu à Paris qu'un an avant leur mariage. Ils se sont mariés par amour en 1877.

(1) MARTIN *loc. cit.* p. 73.

Antécédents personnels. — H. B..., De 7 à 15 ans, fièvres intermittentes.

A 23 ans, migraines périodiques apparaissant 2 ou 3 fois par mois.

D'après Mme Bén..., son mari était très intelligent, très travailleur, mais aussi très bizarre, très colère, provoquait de violentes disputes pour toute espèce de motifs Il a toujours été violent.

Le goitre exophthalmique remonte à quatre ans. Début par tremblements avec battements de cœur. Le cou et les yeux ont grossi à la même époque. A cette date, le malade s'occupait d'une façon irrégulière, passait son temps à jouer, ne voulait plus se lever sous prétexte qu'il n'avait rien à faire et qu'on ne voulait plus lui donner de marchandises (il s'était fait, dit Mme B., trop d'ennemis par son caractère). Alors sa femme se mit à travailler parce qu'elle était obligée de quémander auprès de ses parents. Mais son mari lui défend tout travail, bien que refusant de s'occuper lui-même. Il va jusqu'à la suivre dans ses courses, et jusqu'à écrire aux clients de ne plus donner de marchandises à sa femme. — Les premières escroqueries sont dues à ce qu'il avait joué et perdu à la bourse. Il vendit alors à vil prix des diamants qu'on lui avait confiés, et se sauva en Hollande avec la plus grande tranquillité, laissant sa femme faire face seule aux créanciers. La somme escroquée s'élève à cinq mille francs. Pour payer des huissiers, il fit un faux en imitant la signature de sa femme, quoique celle-ci lui eût donné cent quatre-vingts francs. Il y a un an, il ne voulait plus sortir, par peur de ses créanciers. Il devait à tout le monde, jouait à toutes sortes de jeux. Il disait aussi qu'il entendait des bruits dans les oreilles. Il venait chercher sa femme pour le sauver de ses hallucinations; dans sa chambre à coucher, il voyait un petit homme qui lui faisait des grimaces, et entendait des voix dont il ne donnait pas la teneur (bruits de cris et de disputes). Il ne buvait pas. Il se livrait à des colères épouvantables et sciait du bois pour s'abrutir. La dernière scène eut lieu pendant le repas; sur un propos futile (question d'aliments) il se lève et engage une discussion (créances, loyers). Il veut frapper sa femme, jette sur elle divers objets, la poursuit un couteau à la main.

Notes prises dans le dossier de séquestration de la préfecture. — Déclaration de Mme Bén..., le 18 juin 1890. « Depuis deux ans, actes de violences, scènes scandaleuses, menaces de mort et tentatives de suicide ; la première il y a deux ans avec de l'oxyde de carbone ; il ne fut sauvé que parce que par hasard on ouvrit la porte. La seconde tentative date d'un an : laudanum. A cette époque, il frappa un facteur qui venait lui réclamer une lettre remise par erreur (condamné pour ce fait à trente francs d'amende). Apparitions la nuit, voit des fantômes et n'ose pas passer d'une chambre à une autre. Cette dernière semaine, à dix heures du soir, il est descendu avec la bougie allumée, quoique le gaz brûlât encore, pour dire au concierge de ne pas continuer sa conversation dans la cour, parce que cette conversation l'empêchait de dormir. L'an dernier, il frappa brutalement son fils aîné sous prétexte qu'il avait laissé tomber une balle en jouant. Menaces de mort contre sa femme, qu'il traite de putain, de crapule. Grâce à elle, dit-il, il mourra sur l'échafaud.

Plusieurs aliénés ou paralytiques dans sa famille. « J'attribue la maladie de mon mari à la faiblesse de sa constitution (mère morte phthisique), et à une fièvre typhoïde qui s'est déclarée il y a quatre ans. »

A mis sa femme à la porte avant hier, sur une dispute au sujet de pommes de terre, en lui jetant à la tête le pain et le panier à pain. Il s'était élancé sur elle avec un couteau. Puis menaces de mort. Porte toujours sur lui un revolver : il assure l'avoir jeté : sa femme n'en croit rien.

Visite du Dr Garnier et du commissaire. Le malade lui demande à entrer volontairement à l'infirmerie du dépôt.

Confirmation du beau-frère Edouard Bén..., 38 ans : menaces de mort contre lui avec commencement d'exécution. Syncopes avec absences sur la voie publique; ne sait ce qu'il fait. Scènes de scandale à son domicile pour rechercher sa femme.

Confirmation de scènes et violences avec menaces de mort par Charles B..., 45 ans.

« Accidents cérébraux liés à une affection nerveuse. Goître exophthalmique, paroxysme d'agitation avec actes désordonnés, violences et menaces de mort envers sa femme. Nombreuses bizarreries depuis quelques années. Le malade a conscience, partiellement au moins, de son état et demande lui-même à être traité dans un établissement spécial. »

19 juin 1890. Dr P. Garnier.

« Est atteint d'excitation intellectuelle avec idées de persécution, irritabilité, menaces de mort contre sa femme. Goître exophthalmique. »

Ste Anne 20 juin 1890. Dr Magnan.

« Paraît atteint de désordre des actes en rapport avec une affection organique du grand sympathique (goître exophthalmique), symptômes de la folie morale avec conscience. »

Ville-Evrard 22 juin. Dr Kéraval.

Ce malade au moment où il arrive à l'asile de Ville-Evrard, nous raconte qu'il reconnaît avoir commis des actes qui témoignent d'un désordre intellectuel évident, qu'il a pour faire réintégrer sa femme au

domicile conjugal, employé des procédés dénotant une surexcitation
morbide; que ces phénomènes d'aliénation mentale dont il a conscience
peuvent être expliqués par son goitre exophthalmique, mais qu'il faut
également tenir compte des procédés de sa belle-mère qui l'a constamment irrité et de sa femme qui ne lui a jamais obéi; qu'il a pu commettre
des actes répréhensibles au point de vue de la loi, mais qu'il a lui-même
été trompé, et qu'au lieu de le prendre par la douceur, on l'a constamment heurté. « Si j'ai, dit-il, commis un faux (qu'on eût bien mieux fait
de ne pas vous dire) c'est que j'avais absolument besoin de cent francs
et que ces cent francs m'étaient absolument nécessaires. » Il ne veut
pas s'expliquer davantage. Il est décidé à rester quelque temps parmi
nous pour se remettre. Quant à la question de reprendre la vie commune,
il ne sait encore ce qu'il fera.

Il nie formellement avoir eu des hallucinations. (Ce malade a lu des
livres de médecine de toute espèce.)

Il dit que les bruits qu'il entendait dans les oreilles au moment de la
période la plus vive de son excitation étaient des bruits transmis, ainsi
qu'il a pu s'en convaincre en étudiant avec le plus grand soin la nosographie de la maladie de Basedow dont il est affecté. En ce qui concerne
les actes d'indélicatesse qui nous sont communiqués par la famille, on
constate de grandes réticences de la part du malade : il déclare simplement avoir été malheureux en affaires. Nous ne l'avons pas encore
poussé trop vivement sur cette question.

Bulletin de santé. 24 juin. — Notre malade avoue avoir été atteint
d'un défaut d'énergie de l'activité volontaire : il prétend s'être lui-même
constitué en quelque sorte malade d'esprit et avoir demandé à être
traité. Il n'ignore pas avoir négligé certains de ses devoirs, il donne à
sa manière d'agir des raisons psychiques et sociales.

Très docile en apparence il demande à s'employer dans les bureaux.
Santé de corps aussi bonne que le lui permet son goitre exophthalmique.

1er juillet. — Etat mental satisfaisant. Notre malade avoue ses torts.
Il reconnaît sa maladie intellectuelle et la rattache à son goitre exophthalmique. Il semble disposé à faire ici une retraite fructueuse. La
santé physique n'est pas mauvaise.

18 juillet. — Le cou s'est développé insensiblement. Le cou à son
plus grand diamètre mesure 0m 40 cm.

Souffle assez intense au niveau du goitre; pas de souffle dans les carotides. Le cœur est hypertrophié. La matité cardiaque descend jusqu'au
9e espace intercostal. Le creux épigastrique est fortement soulevé par
la contraction cardiaque. A l'auscultation, prolongement du premier
temps à la pointe. L'exophthalmie est peu prononcée. Les palpitations
sont rares; elles se manifestent après le repas. Le malade est amaigri.

Chez ces différents malades ainsi que chez d'autres (1) dont nous avons parcouru les observations on voit le délire et le goitre, sinon se développer, du moins exister simultanément. Pour ceux-ci, comme pour les autres, se pose la question des rapports de la folie et du goitre exophthalmique.

Nous tenons à bien signaler tout d'abord que tous ces malades comptent dans leur famille des nerveux, des aliénés et que chez tous, sous une forme ou une autre, on rencontre une forte empreinte d'hérédité.

On ne saurait vraiment prétendre que l'on a affaire à une seule et même affection et que les paroxysmes d'agitation avec actes désordonnés, violents qui se surajoutent à la névrose font corps avec elle. Ne voyons nous pas en effet chez le malade V... (observation XIII.) tout acte morbide s'accompagner d'excitation maniaque? Les manifestations délirantes, qui existent avec le goitre, ne sont donc comme les accès délirants, précédents que l'expression d'une aptitude maladive de la nature cérébrale, qui est dès la naissance incapable de résister au moindre choc, de quelque nature qu'il soit et qui ici fait fonction de réactif.

La cause occasionnelle, qui provoque l'éclosion de ces délires successifs, diffère sans doute; mais les troubles vésaniques, qui se produisent avec une facilité étonnante relèvent tous de la malformation cérébrale héréditaire et sont tous identiques quant à leur origine et par conséquent indépendants de l'affection concomitante.

OBSERVATION XVII. — *Hystérie et goitre exophthalmique* (2).

Il s'agit d'une jeune fille âgée de 18 ans, nommé Mou...rier. Les antécédents héréditaires, sont ici très instructifs : père alcoolique, il a bien des fois rendu ses enfants témoins de scènes violentes ; une tante paternelle

(1) VAN DENSEN. *The american Journal of Insanity* (année 1864)
BRIÈRE DE BOISMONT : Goitre exophtalmique avec manie. (*Annales médico-psychologiques*, année 1867. p. 306)
(2) CHARCOT. *Leçons du mardi*, p. 239-240.

a les doigts des mains déformés par le rhumatisme articulaire chronique; une cousine germaine, toujours du côté paternel a été atteinte de chorée. Plusieurs frères de la malade sont morts de convulsions en bas âge; une des sœurs a été sujette à des crises d'hystérie.

Elle a été somnambule dès l'enfance et, vers quinze ans, elle a eu des attaques de nerfs qui, pendant un an, se sont reproduites à peu près tous les mois. La maladie de Basedow a commencé à paraître chez elle, il y a deux ans, peu de jours après une scène terrible dans laquelle son père, sous le coup d'un accès de delirium tremens, l'avait menacée de la jeter par la fenêtre. Le tremblement, l'exophthalmie, le goître se sont succédés rapidement et en même temps les crises hystériques ont cessé de paraître. La tachycardie a été très accentuée; amaigrissement rapide, thermophobie et sueurs profuses avec une température de 37° en moyenne; crises diarrhéiques typiques.

Sous l'influence du traitement électrothérapique, l'état de la malade s'est singulièrement amélioré, sur tous les points, depuis un an.

Les symptômes de la maladie sont toujours présents, sans doute; mais ils n'existent plus que sous une forme atténuée, et il ne nous paraît pas téméraire d'espérer qu'un jour ou l'autre, par la continuation de l'emploi des moyens appropriés, la guérison définitive pourra survenir.

Le point, sur lequel je tiens à insister aujourd'hui à propos de ce cas de maladie de Basedow, est le suivant. En premier lieu on observe chez notre malade, ainsi que nous le faisions pressentir tout à l'heure, cette même parésie des membres inférieurs, que nous avons rencontrée déjà chez nos deux premiers sujets à des degrés divers, et que nous retrouverons encore avec les mêmes caractères, mais cette fois sous une forme beaucoup plus accentuée dans un quatrième cas, absence ou diminution des réflexes rotuliens; pas de troubles de la sensibilité quels qu'ils soient; intégrité parfaite des fonctions de la vessie et du rectum, effondrement fréquent des membres inférieurs, etc. Tels sont, avec des variations en plus ou en moins, les principaux symptômes qui constituent cliniquement cette forme paraplégique spéciale.

Le second point est relatif à l'apparition chez la malade des symptômes hystériques, dans le temps même ou ceux de la maladie de Basedow tendent à rétrocéder. La combinaison de l'hystérie avec la maladie de Basedow chez un même sujet n'est certes pas chose rare; mais ce qu'il y a d'intéressant à relever à ce propos dans le cas actuel, c'est que les attaques hystériques, qu'on a vu il y a deux ans s'effacer au moment même où se développait la série de Basedow, ont repris comme de plus belle, depuis l'époque où celle-ci tend à disparaître. Il semble donc qu'il y ait là entre les deux névroses rivales, comme une lutte pour la prééminence, l'une cédant le pas lorsque l'autre paraît, et inversement. C'est là un incident de notre observation qui m'a paru mériter d'être mis en relief. L'hystérie est représentée aujourd'hui chez Mou...rier, non seulement par les attaques qui sont fréquentes, mais encore par un certain nombre de stigmates permanents à savoir: ovarie, hémianalgésie droite et rétrécissement double du champ visuel.

Dans cette observation l'association des deux névroses est trop évidente par elle-même et les stigmates, qui caractérisent l'hystérie, sont aujourd'hui trop connus depuis les travaux de l'Ecole de la Salpêtrière pour que nous ayons besoin d'insister. On sait du reste que de toutes les névroses concomitantes l'hystérie est la plus commune.

OBSERVATION XVIII. — *Palpitations et battements des carotides, épilepsie ; paroxysmes maniaques, mort (1). —* MORELL-MACKENSIE. *Transactions of the clinical society.* London, 1868.

Sarah P., âgée de 20 ans me fut confiée à l'hôpital des maladies de la gorge, le 7 novembre 1867, pour une tumeur du cou. A cette époque son état était le suivant : c'était une jeune fille belle et d'une complexion délicate, se portant bien, avec de grands yeux brillants, une abondante chevelure blonde, et hormis le gonflement de la gorge, un type parfait de beauté Saxonne. Sa mère déclarait que le développement du cou attira l'attention quatre ans et demi auparavant, et qu'il avait augmenté lentement pendant ces quatre années, mais que depuis six mois il avait fait de rapides progrès.

La jeune fille n'avait jamais paru très forte, mais autrefois elle avait été remarquablement intelligente. Dernièrement cependant elle était devenue endormie, capricieuse, irritable et volontaire.

Il y a douze mois, un parent qui était revenu à la maison après un an d'absence, remarqua un changement et un gonflement des yeux. Un an avant cela un de ses frères était mort et cela semblait l'avoir frappée. Son appétit, qui était autrefois bon, devint très faible, et bien que mangeant du pain et du beurre, elle refusa formellement de manger de la viande. Elle disait que son sommeil était bon, mais elle ne se sentait jamais reposée le matin. La sœur de son père souffrait d'un goître et une de ses plus jeunes sœurs en est également atteinte. Elle a eu de la diarrhée à la suite d'émotions morales, la menstruation a toujours été régulière et elle n'a pas de leucorrhée.

Voici quel est son état le 12 novembre. Elle a une hypertrophie très

(1) Traduction du Dr MARTIN.

développée, dure, légèrement bosselée des deux lobes de la glande thyroïde, et son cou mesure seize pouces et demi au niveau de la partie la plus large de la tumeur. Celle-ci est plus développée à droite et repousse de ce côté la carotide. Celle-ci est dilatée et ressemble à une corde dure vers la partie postérieure du cou.

Le battement de la carotide gauche est légèrement augmenté. Les battements du cœur sont beaucoup plus intenses, mais les bruits sont normaux. Le pouls est à 90, il est faible. L'appétit est mauvais, et la muqueuse buccale est nettement anémiée. Le goitre fut traité par des révulsifs et l'on administra du fer à faibles doses. La malade parut rester dans un état stationnaire pendant quelque temps, mais le 6 décembre, sa mère vint dire qu'elle avait eu une attaque deux jours avant. Le Dr Graham, qui fut appelé, ordonna très judicieusemen d'appliquer de la glace sur le bronchocèle ; mais ce traitement ne donna pas beaucoup de soulagement. Elle fut admise le même jour à l'hôpital.

A son entrée, on constata un état de stupeur. Néanmoins étant couchée, elle était très agitée, et il fallait la surveiller constamment pour l'empêcher de tomber du lit. Son pouls était à 120, bien que n'étant pas très faible. La carotide droite battait violemment, et l'impulsion du cœur était fort accusée. Six sangsues furent appliquées sur la glande thyroïde, et l'on administra toutes les quatre heures quinze gouttes de teinture de digitale. On lui donnait par jour six onces de vin, du bouillon de bœuf, du bouillon de poulet, du lait, etc.

Elle passa une assez bonne nuit et au matin elle parut un peu mieux. Le pouls était à 100. On appliqua de nouveau six sangsues. Le soir elle sembla beaucoup plus mal, les palpitations étaient très violentes, et le pouls à 150.

9 décembre.—La malade a passé une mauvaise nuit. Les pupilles sont très dilatées, et elle a eu des convulsions cloniques des doigts ; à onze heures et demie survint une attaque d'épilepsie, face livide, dents serrées, lèvres écumantes, convulsions des membres, etc. Elle fut suivie d'un coma qui dura seize heures.

10 décembre. — Elle était encore dans la torpeur ; on appliqua de nouveau des sangsues sur le cou, et le soir elle parut mieux. On remplaça la digitale par un mélange de camphre et d'éther, mais elle refusa et ne voulut prendre aucune nourriture.

12 Décembre. — Elle eut un accès de manie qui dura trois heures. Pendant ce délire elle refusa toute nourriture, poussa des cris, essaya de mordre ceux qui l'approchaient, répéta un verset d'un hymne quarante ou cinquante fois de suite ; elle supplia les gardes-malades de lui faire prendre sa potion et après l'avoir bue, elle demanda qu'on lui en donnât encore. Elle disait aussi qu'elle se savait mourante, et demandait ses parents, poussant sans cesse les mêmes cris pendant cinq à

dix minutes de suite. Ces appels alternaient avec des prières et des blas-phèmes. La période d'excitation fut suivie d'une sorte d'état comateux Par instants elle demandait du thé, mais refusait toute autre chose Elle eut plusieurs attaques de manie pendant les quelques jours sui-vants. Elles duraient généralement trois à quatre heures. Dans les pa-roxysmes, elle voulait souvent boire de grandes quantités de bouillon, de lait etc., mais à l'état léthargique elle ne voulait rien prendre. A l'état semi-comateux elle se remuait beaucoup, et elle devenait assez violente quand on essayait de la réveiller.

Le 15. — Je notai que les pulsations de la radiale, qui donnait 130, avaient le même caractère que celles des carotides, chose rare dans ces cas-là. On ne trouva pas d'albumine dans les urines.

17. — La nuit précédente, elle avait été très-agitée, et parfois extrê-mement violente.

Il survint dans l'après-midi des sueurs froides et de l'incontinence d'urine. Le pouls était à 150, très faible et les battements des carotides avaient disparu. Elle mourut à 6 heures du soir, après une faible atta-que d'épilepsie.

Il eut sans doute été intéressant de noter si ces accès de manie qui, comme tout accès délirant d'origine épileptique fu-rent de courte durée, s'accompagnèrent de la perte du souvenir, ainsi qu'on l'observe pour tout délire épileptique et à l'inverse de ce qui se passe pour les autres délires, dont le souvenir persiste après la guérison de l'accès avec une étonnante vi-vacité.

Quoiqu'il en soit de la nature de ces accès d'excitation ma-niaque, cette observation montre deux névroses très différentes qui se sont compliquées sans se combiner.

Ce que nous venons de dire à propos de cette malade peut s'appliquer aux rares observations d'association d'épilepsie et de goître (1) que l'on trouve éparses dans la littérature médi-cale, et qui elles aussi montrent que les deux névroses peuvent cohabiter chez le même malade sans se confondre.

(1) DELASIAUVE: Un cas de goître exophthalmique compliqué d'ac-cidents nerveux et psychiques. (*Annales médico-psychol.* Tome XVIII p. 133)

JAMES OLIVER. Epilepsie associée à un goître exophthalmique (*Brain*, janv. 1888, p. 100).

Observation XIX (inédite.) Observation due à l'obligeance de notre ami Escat, interne à l'asile de Ville-Evrard. *Alcoolisme et goître exophthalmique.*

H. Marga..., 60 ans. Entre à l'asile de Ville-Evrard pour la quatrième fois depuis quatre ans : sortie pour la dernière fois le 6 décembre 1891 ; elle est rentrée 7 semaines après.

Cette malade est affectée d'un goître d'un développement considérable de la grosseur du poing environ. La forme de la tumeur est d'une régularité parfaite ; l'hypertrophie est proportionnellement répartie sur l'isthme et les deux lobes qu'on peut explorer séparément. Sa surface lisse, sans bosselure, sans inégalité de consistance, est sensiblement analogue à celle de la glande normale. L'exploration manuelle révèle toutefois un soulèvement synchrone à la diastole des carotides, ainsi qu'un frémissement très appréciable. A l'auscultation, on entend un bruit de souffle assez net, mais difficilement isolable d'un souffle carotidien très manifeste. Le goître est mobile, il n'a jamais provoqué d'accidents de suffocation.

Son développement a débuté à l'âge de 12 ans et demi, coïncidant avec l'apparition des premières règles : depuis cette époque, il est allé en augmentant, subissant un accroissement progressif à l'occasion de chaque grossesse (au nombre de six), et rétrocédant après chaque accouchement pour reprendre insensiblement le volume qu'il présente encore actuellement. Pendant ces périodes d'accroissement, s'il faut en croire la malade, le goître triplait de volume. Ces raisons et les précédentes semblent nous autoriser à admettre que nous nous trouvons en présence d'un goître sinon purement vasculaire, du moins très vascularisé ; car d'autre part il faut aussi tenir compte de l'âge ancien du goître, du pays de la malade : la Lorraine ou le goître endémique s'observe (v. statistique de Baillarger), enfin d'un antécédent de famille : la mère de notre malade était affectée d'un goître.

Le cœur est sensiblement hypertrophié ; la pointe bat dans le 6e espace, l'impulsion systolique est violente. Le premier temps du cœur, sourd, roulant, prolongé présente comme un enrouement dont le maximum est à la pointe, mais sans souffle caractérisé. — (La malade aurait eu une atteinte de rhumatisme polyarticulaire pendant son premier séjour à l'asile. (?)). Le rythme est régulier sans faux pas, mais fortement accéléré, la tachycardie est manifeste, les palpitations sont fréquentes, accompagnées parfois d'angoisse précordiale, de bouffées de chaleur au visage.

Le pouls est régulier, mais rapide; examiné à plusieurs reprises, il variait entre 125 et 130. Actuellement il se maintient à 130. Ajoutons que la malade n a jamais eu d'œdème, de troubles respiratoires, ni aucun symptôme d'asystolie.

Nous observons en outre un tremblement vibratoire très accusé ; l'imposition des mains sur les épaules de la malade suffit pour le constater ; en lui faisant étendre les mains, il devient des plus manifestes ; léger frémissement de la langue.

Pas d'exophthalmie. Aucun trouble oculaire. Etat physiologique des muscles moteurs et accommodateurs, et champs visuels normaux. Aucune modification pupillaire.

Aucun autre trouble physiologique

Absence totale de stigmates hystériques.

Examen des urines négatif.

(Le signe de Vigouroux n'a pas été recherché.)

Troubles psychiques. C'est pour ces derniers seulement que la ma. lade a été traitée jusqu'ici dans les asiles. Peu après la ménopause sur. venue à 56 ans, (jusqu'à cette époque la menstruation avait été assez régulière) à la suite de nombreux excès de boisson, de vin, et spécialement de kirsch et d'eau-de-vie de prune elle est admise à Ste-Anne et évacuée à Ville-Evrard, où elle reste du 10 août 88 au 19 novembre de la même année.

A ce moment, elle présente pour la première fois un délire de nature pénible, des hallucinations de la vue. (Nuages, lueurs subites, rats et serpents, troupes d'individus inconnus qui la menacent). Quelques hallucinations de l'ouïe ; ce sont tantôt des injures et des provocations, tantôt la voix d'un de ces enfants, dont la mort l'a laissée inconsolable. L'insomnie est absolue ; anxiété très vive. Ces symptômes ne tardent pas à s'accompagner de réactions mélancoliques, pleurs, gémissements, lamentations, idées et tentatives de suicide, refus d'aliments. Quelques idées confuses de persécution l'amènent à exercer des violences contre son entourage. Des crises irrégulières d'agitation maniaque et de lypemanie se succèdent sans ordre déterminé, ni sans retour périodique. Traitée comme alcoolique. Une rémission étant survenue, elle est rendue à sa famille.

1ere *Réintégration*, le 12 avril 89.— Mêmes hallucinations, mais toujours mobiles se déplaçant et se transformant sans cesse. Les conceptions délirantes sont changeantes et fugitives. Ses idées de persécution et les tendances agressives font place un instant aux idées ambitieuses, mêlées de divagations mystiques. Mais elles ne tardent pas à disparaitre pour faire place aux premières.

Courtes crises d'agitation maniaque ; rémission plus ou moins complète, mais toujours irrégulière. Simplement améliorée, elle sort 15 jours après réclamée par sa famille.

L'intercurrence pendant ce séjour d'une pneumonie à allures graves semble n'avoir exercé que peu d'effet sur l'état mental.

2° *Réintégration*, le 5 janvier 1892. — Réapparition des mêmes symptômes. Même instabilité du délire ; sort quelques jours après.

3° *Réintégration*, le 30 mars 1892. — Même état. Une rémission survient au bout de 4 à 5 jours. — A ce moment, nous revoyons la malade. Disparition absolue des hallucinations et des conceptions délirantes ; mais l'état mental présente certaines modifications à signaler.

Affaiblissement de l'intelligence, la mémoire est considérablement troublée, l'attention est difficilement soutenue, ce qui rend l'interrogatoire très difficile : elle répond constamment à toute autre question que celle qu'on lui pose, se lance dans des digressions incohérentes ; loquacité.

On peut parfois avec beaucoup de patience la ramener à la question et obtenir quelques réponses.

Affectivité considérablement diminuée, rires et pleurs. — Irritabilité constante.

Ces dernières modifications de l'état mental, qui ont fait suite aux abus alcooliques n'ont été observées chez la malade que depuis la troisième réintégration.

Ajoutons cependant qu'on a toujours constaté chez elle depuis son enfance un certain degré de débilité mentale.

Aucun antécédent névropathique, ni vésanique chez les ascendants — *Mère goîtreuse.*

Evidemment il s'agit encore d'une association de maladie de Basedow et de délire alcoolique, qui à plusieurs reprises a nécessité l'internement de la malade dans les asiles. L'observation de ce cas si simple montre combien il devient facile de reconstituer la combinaison de l'alcoolisme avec le goître exophthalmique.

Ce délire dont les troubles hallucinatoires sont, comme dans tout délire alcoolique, pénibles, multiples, passagers et mobiles ne permet pas de douter qu'il ne s'agisse ici d'une coïncidence qu'il est d'un grand intérêt pratique de distinguer.

Les idées délirantes, que l'alcoolisme a fait naître, disparaissent au bout de quelques jours, contrastant ainsi avec le goître exophthalmique qui se montre à peu près invariable.

A la vérité il n'y a aucun antécédent névropathique chez notre malade : c'est qu'au lieu dêtre imprégnés d'hérédité, comme le disait Morel, les alcooliques chroniques n'héritent que d'eux-mêmes. En outre cette observation nous révèle un phénomène d'un autre ordre, elle nous montre la malade s'acheminant vers la démence ; elle donne ainsi la démonstration de la loi qui enseigne que les deux seuls modes de terminaison de l'alcoolisme chronique sont la démence ou la paralysie générale.

OBSERVATION XX (Personnelle). — *Folie du doute et goître exophthalmique.*

Mlle Delab..., âgée de 21 ans, se présente le 16 mai 1891 à la consultation externe de Ste Anne avec les signes les plus caractéristiques de la maladie de Basedow. Exophthalmie, goître, tachycardie, tremblement, tout y était, y compris la diminution de la résistance électrique, qui fut constatée plus tard.

Le début avait été brusque et remontait au mois d'août 90. La malade l'attribuait nettement au vif chagrin qu'elle éprouva alors. Elle se plaignait surtout d'un tremblement des mains qui l'empêchait de travailler. Elle était irritable et fiévreuse. Elle avait des étouffements et des douleurs précordiales. Enfin elle avait des troubles cérébro-spinaux tout-à-fait semblables à ceux de la neurasthénie.

A ce moment elle se plaint de faiblesse ; la marche et la station debout la fatiguent très-vite. Elle ne dort plus. Les cauchemars qu'elle a la nuit (loups, chiens, parents morts) la tourmentent jusque dans la journée. Elle est fort triste, se prend parfois à pleurer et pense même au suicide.

Disons tout de suite qu'elle présente des antécédents héréditaires très nets du côté de sa grand-mère maternelle qui est hystérique, — de sa tante maternelle qui l'est aussi.

Son frère et sa sœur sont nerveux aussi.

Elle même a toujours été impressionnable. Mais voici ce que son histoire présente de plus intéressant.

Son état mental n'était pas normal avant le début du goître.

Six mois auparavant elle a été en proie à une véritable folie du doute. La malade évitait de toucher les objets en cuivre ; quand elle y était obligée elle éprouvait un sentiment d'angoisse. De plus elle avait des obsessions telles que les suivantes : elle regardait à plusieurs reprises si la porte était bien fermée, elle décachetait plusieurs fois les lettres qu'elle envoyait. Elle comptait automatiquement et malgré elle les pavés de la rue, les marches des escaliers. Lui causait-on, cela ne l'en empêchait pas.

Traverser un pont, longer une rivière, c'était un supplice.

Or, tout cela a disparu avec l'apparition du goître pour faire place à l'état mental neurasthénique.

Le goître a été traité par M. le Dr Vigouroux à la Salpêtrière. La malade, sans être encore complètement guérie, est considérablement améliorée ; elle a pu reprendre ses études de chant.

Le cou et les yeux ont diminué.

Le pouls, au lieu de battre à 134, ne bat plus qu'à 102 pulsations.

L'état général est bien meilleur.

Qu'est-il advenu de son état mental?

Eh bien! les mêmes obsessions ont reparu.

En avril 92 nous avons revu la malade ; l'amélioration du goître se maintient ; mais Del..., compte de nouveau les pavés, les marches. Elle se relève plusieurs fois le soir pour aller vérifier la fermeture de sa porte.. Tous les soirs avant de se coucher elle regarde sous tous les meubles de sa chambre pour s'assurer si quelqu'un n'y est pas caché.

Une nouvelle obsession est survenue ; elle ne peut descendre dans la rue sans être prise d'anxiété, car à la vue d'un chien elle sent ses jambes trembler sous elle, et son corps se couvrir d'une sueur froide. Quelquefois la présence d'une personne ou d'un objet, sur lequel elle peut s'appuyer, suffit à mettre fin à son angoisse. .

OBSERVATION XXI (résumée). — SOLBRIG. Observations cliniques et constatations anatomo-pathologiques. *Allgemeine Zeitschr. f. Psychiatr.* Tome XXVII 1861 (Traduction du Dr MARTIN).

Femme de 42 ans, mariée. Triade de Basedow. Hérédité. Mélancolie. Tendance aux paradoxes. Actes délirants. Elle avait l'obsession de tuer ses enfants. Guérison.

Les antécédents héréditaires sont dans les deux observations précédentes tout à fait favorables à la théorie, d'après laquelle l'hérédité nerveuse tient une large place. En outre les caractères propres aux obsessions et au goître exophthalmique restent toujours les mêmes, quoique associés, et séparent entièrement ces deux ordres de symptômes.

OBSERVATION XXII (inédite), due à l'obligeance de mon ami M. BERBEZ interne des Asiles. — *Paralysie générale et goître exophthalmique,*

Madame H..., 27 ans.

Grand-père maternel déséquilibré, a mangé toute la fortune de sa famille. Père mort de maladie de cœur. Mère rhumatisante; douleurs articulaires qui l'ont forcée à garder le lit pendant trois mois.

La malade elle-même aurait été anémique dans sa jeunesse ; on ne trouve aucune autre affection dans ses antécédents.

Elle s'est mariée à 17 ans, par amour, mais elle a très rapidement eu des dissentiments avec son mari, qui lui reprochait son caractère fantasque.

Il y a 18 mois, accès mélancolique sur lequel on ne peut avoir que de vagues renseignements; d'après la malade, la cause en serait un chagrin d'amour; elle raconte en outre, que son mari l'a fait interner à ce moment parce qu'elle aurait voulu tuer un de ses enfants. Avant d'entrer à l'asile, elle était triste, dit-elle, restait toute la journée seule à réfléchir, et refusait de sortir. Plusieurs tentatives de suicide ; ainsi elle a cherché à s'empoisonner en avalant de l'eau dans laquelle elle avait fait dissoudre le phosphore de cent allumettes environ. Elle a aussi cherché à s'étrangler avec un nœud coulant; enfin, elle s'est placée un jour sous un matelas pour s'asphyxier.

Sortie incomplètement guérie il y a six semaines, elle n'a pas tardé à s'agiter; vie désordonnée pendant ces six semaines.

La malade a été arrêtée sur la demande d'ouvriers bitumiers qu'elle voulait aider à étendre le bitume, après s'être livrée à tous ceux qui l'avaient voulu.

Actuellement, on note une excitation intellectuelle des plus intenses; la malade parle constamment, s'accroche après tout le monde pour raconter son histoire. Délire ambitieux : toutes les femmes sont jalouses d'elle ; elle apprend la tragédie pour gagner cinquante francs par jour; elle possède pour 3000 francs de linge. Elle gagne 5000 francs par mois ; elle a déjà traduit un roman anglais, et on lui a donné 500 francs pour la traduction.

Accrocs dans la parole de temps à autre.

Inégalité pupillaire. Pas d'incertitude de la marche.

On ne remarque pas à proprement parler d'affaiblissement des facultés mentales : la malade est tellement délirante qu'elle énonce des conceptions ambitieuses en réponse à toutes les questions qu'on lui pose; pas de diminution de la mémoire, qui semble exacte au moins pour les adresses de ses parents qu'elle donne correctement.

Propos obscènes; excitation génitale; la malade tire la langue; fait les propositions les plus cyniques, cherche à embrasser tous les hommes qu'elle voit.

Goitre volumineux, surtout développé du côté droit; battements très-énergiques de la tumeur; dilatation très apparente des vaisseaux thyroïdiens. Exophthalmie considérable : les yeux auraient commencé à être saillants il y a 14 mois environ; ils l'ont été beaucoup plus il y a six mois; à ce moment il y avait presque luxation du globe oculaire ;

7

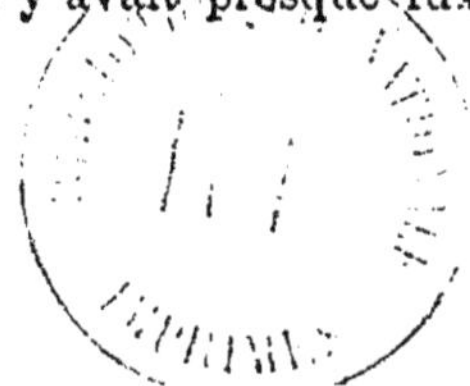

les paupières ne pouvaient se fermer, même pendant le sommeil, et la malade devait, pour dissimuler cette infirmité, porter une épaisse voilette.

Aspect farouche du visage en rapport avec l'exophthalmie. Palpitations très-violentes, le cœur est volumineux; on entend au premier temps et à la base, un souffle qui semble plutôt d'origine anémique que symptomatique de rétrécissement de l'orifice aortique.

Pouls 130 pulsations, rapide et petit.

Bouffées de chaleur: à tout instant le visage rougit.

Sueurs abondantes, visqueuses. Diarrhée assez abondante.

Emotivité extrême; au moindre reproche la malade pleure abondamment et reprend sa gaieté aussi facilement qu'elle s'est attristée un instant auparavant.

Insomnie. Excès alcooliques récents.

Voici le certificat que délivra M. le Dr Garnier :

Excitation maniaque. Désordre dans les idées et les actes, divagations ambitieuses: elle a tous les talents, elle est peintre, sculpteur. tragédienne, elle a quatre-vingts amants en une semaine. Mobilité très-grande. Malgré l'absence d'embarras de la parole et de l'inégalité pupillaire. soupçon d'un début de paralysie générale.

Paris, 9 juillet 1890   Dr Garnier.

Un mois plus tard on constata à l'asile de Ville-Evrard où la malade fut transférée de l'inégalité pupillaire, de l'embarras de la parole et la maladie évolua vers la paralysie générale.

OBSERVATION XXIII (inédite). — *Paralysie générale et goître exophthalmique*. — Observation due à l'obligeance de notre ami TARGOWLA, interne à Sainte-Anne. — *Paralysie générale à la seconde période. Attaques congestives. Affaiblissement intellectuel et signes somatiques. Accidents alcooliques. Syphilis probable. Goître exophthalmique coïncidant avec le début de la paralysie générale, tachycardie et exophthalmie.*

M... Auguste, 38 ans, ingénieur, entré à l'Admission de Sainte-Anne le 9 mai 1892 avec un certificat de M. Paul Garnier ainsi formulé : «Paralysie générale au début. Affaiblissement des facultés intellectuelles avec symptômes de la maladie de Basedow (exophthalmie, tachycardie).

Début remontant à quinze mois environ; à ce moment crises congestives, attaques épileptiformes suivies d'embarras transitoires de la parole et délire des grandeurs. Inégalité pupillaire. Excès alcooliques: hallucinations visuelles (fleurs, pantins) contemporaines des crises congestives épileptiformes. Actes inconsidérées. Inconscience de sa situation. »

M. le D' Magnan constate les signes de la paralysie générale avec accidents alcooliques passagers, affaiblissement intellectuel, hésitation de la parole, inégalité pupillaire.

D'après les renseignements recueillis auprès de la femme et de la mère du malade, le début remontait à 13 mois. A cette époque, à l'occasion d'un voyage, que le malade devait faire à Buenos-Ayres, il eût un accès d'agitation, faisait des projets gigantesques, se disait très riche, était constamment en mouvement et faisait des dépenses inutiles.

Pendant l'accès, qui a duré un mois environ, on a remarqué, dans son entourage, que ses yeux devenaient gros. A son départ de Buenos-Ayres, où ses projets ne se sont nullement réalisés et où il a dépensé le peu de fortune qu'il possédait, il eût une attaque épileptiforme avec perte de connaissance, qui a duré 10 minutes et n'a eu aucune suite.

A sa rentrée en France, au mois d'octobre dernier, il eût un nouvel accès avec hallucinations visuelles, agitation, etc. relevant des crises alcooliques ; à la suite de l'accès, on remarqua un affaiblissement de la mémoire, de la faiblesse musculaire du côté gauche et un embarras de la parole.

Depuis 7 ans il fait des excès *in Baccho* et *Venere* et se surmène.

Il aurait eu la syphilis à 28 ans ; marié depuis 8 ans, il a 3 enfants bien portants ; sa femme n'a pas eu de fausses couches, ni aucun autre accident attribuable à la syphilis. Le malade n'a fait aucune autre maladie.

Céphalalgies fréquentes et persistantes pendant sa jeunesse

Antécédents héréditaires : père mort à 57 ans, d'une maladie de cœur ; a fait des excès alcooliques. Oncle paternel mort à 48 ans, était alcoolique. Un frère, âgé de 22 ans, rhumatisant, est atteint d'une affection cardiaque.

A l'examen direct, le malade est de forte corpulence ; bien musclé, Au point de vue mental, il présente l'état constaté par MM. Garnier et Magnan. Il est insouciant ; n'a aucune conscience de sa situation.

Il trouvera de l'argent, dit-il, pour commencer l'exploitation d'une grande forêt en Paraguay, et il gagnera un demi milliard. Il y a encore un chemin de fer à construire. Hésitation légère et lenteur de la parole.

Inégalité pupillaire: la pupille droite est plus dilatée que la gauche. Signe d'Argyll Robertson: les deux pupilles sont très paresseuses à l'action de la lumière et se contractent vivement au réflexe accommodatif. Toutefois, il est à noter que l'acuité visuelle du côté droit est notablement affaiblie, tandis qu'elle est normale à gauche ; ceci pourrait expliquer l'inégalité pupillaire. Le champ visuel est normal des deux côtés.

L'odorat est atteint: le malade ne reconnait pas le poivre les yeux fermés. La sensibilité à la douleur et au toucher parait normale.

L'exophthalmie est à un degré moyen ; au dire des parents, les yeux étaient plus saillants il y a quelques jours, et au moment des accès épileptiformes.

Le pouls est de 96 par minute ; le malade affirme avoir eu des palpitations, par moments.

La circonférence du cou est de 42 c. à la base ; de chaque côté de la ligne médiane, les lobes de la glande tyroïde sont visibles et palpables.

Le début de la maladie de Basedow paraît coïncider avec la première manifestation de la paralysie générale.

Ainsi, chez notre malade, une série de causes étiologiques ont amené plusieurs affections dissemblables, mais relevant toutes d'un terrain névropathique.

Sous l'influence du surmenage, des excès alcooliques et, peut être, de la syphilis, il eût plusieurs accès congestifs, signes de la *paralysie générale* ; du *délire alcoolique* qui s'est développé isolément et à côté des conceptions délirantes du paralytique ; enfin le *goître exophthalmique*.

Les hallucinations relevant de l'acool ont disparu.

Le goître exophthalmique guérira à la suite d'un traitement approprié.

La paralysie générale restera seule et continuera son évolution progressive.

OBSERVATION XXIV. — *Hérédité vésanique. Père aliéné. Accès délirants : mélancolie, manie.* — GEORGES SAVAGE. Goître exopthalmique avec désordres mentaux, *Guy's hospital reports*, 1883, vol. XLI.

J. B..., admise en juillet 1879. Père fou. Célibataire, 24 ans.

Un mois avant son admission, désordres mentaux. Cause occasionnelle : affaires de succession, mort de sa sœur poitrinaire. Mélancolie de plus en plus accusée. Période de dépression ayant fait place à une période d'excitation (hurlait, chantait, dansait). Elle croyait avoir commis un crime, et paraît avoir eu des hallucinations.

Pouls 140. Exophthalmie.

Mort par diarrhée et au milieu de phases d'excitation 46 jours après son admission.

Autopsie. Méninges présentant une congestion intense. Pas d'autres lésions cérébrales apparentes.

OBSERVATION XXV. — *Goître exophthalmique.* — *Hérédité.* — *Délire multiple : mystique, hypocondriaque, hallucinations.* — *Neurasthénie (?)* — BADEKER. *Contribution à l'étude de la folie dans la maladie de Basedow.* — *Charité-Annalen*, 1889.

A. R..., âgée de 46 ans, célibataire (1).

Nombreuses tares héréditaires : père alcoolique, mère très nerveuse, grand père buveur, mort à la Charité d'alcoolisme ; grand-mère morte dans la démence 6 ans après une attaque ayant eu pour conséquence la perte du langage articulé ; sœur anémique et très faible.

Ayant été abandonnée par son amant après avoir mis au monde un fils, elle dit avoir perdu la raison ; elle voyait une montagne et un ange sur son sommet qui lui faisait signe ; elle voulait se suicider et on l'a transportée à la Charité, d'où du reste elle est sortie 4 jours, après les médecins ayant conclu à une simulation (?) — Elle reprit la vie commune avec son amant et donna encore naissance à deux fils.

La mort de son amant et d'autres soucis de famille font apparaître les symptômes de la maladie de Basedow.

Traitement par l'électricité et amélioration notable de l'état général; l'état physique restant à peu près le même.

Six ans après, aggravation surtout des palpitations et de la faiblesse générale améliorées encore par le traitement électrique.

Quelque temps après son fils aîné présente des symptômes de la folie des grandeurs, ce qui produit une aggravation des palpitations cardiaques.

Elle dit qu'elle a été, elle-même, un peu « frappée » au début, et qu'elle a surmonté cette attaque dans l'intérêt de son fils.

La guérison de son fils produit aussi un effet salutaire sur elle.

Par suite de la misère, son état empire une année après.

Elle voit partout des animaux laids et noirs ; cet état s'aggrave encore après une tentative de suicide de son fils.

Diminution considérable de la mémoire, inaptitude au travail, céphalalgie, rachialgie, dyspepsie, grande anxiété.

Etat actuel. — Symptômes ordinaires de la maladie de Basedow.

Etat psychique. — Elle est apathique et regarde toujours devant elle, donnant pour cause des hallucinations, qui l'ont rendue méfiante.

Elle s'accuse de tous les méfaits qui lui arrivent ; faiblesse morale extrême, elle est désespérée.

Pas d'hallucinations dans les derniers jours.

Les réponses sont lentes, elle est taciturne.

Cet état reste le même dans la suite, elle se plaint d'anxiété et d'excitation inexplicables ; figure pâle et défaite.

(1) Traduction du Dr Martin.

Sur sa demande, elle quitte l'hôpital, pour y rentrer 3 mois après, cette fois dans la division des aliénées.

Le certificat d'admission porte : Grande excitation, accès furieux (la veille, elle se promenait nue et voulait se jeter par la fenêtre.)

Etat actuel.— Etat de nutrition déplorable, goître; pouls irrégulier.

Elle est assise la tête baissée, le visage anxieux ; elle répond à voix basse ; elle se dit malade seulement du corps, c'est par erreur qu'elle se trouve dans la division des aliénées, elle entend des voix qui disent d'elle des choses désobligeantes.

Elles lui parlent de l'amour de O..... pour elle : c'est pour lui qu'elle a teint ses cheveux en gris (ses cheveux ont en effet cette couleur.)

Elle se tient assise ou couchée sur son lit, impassible, répondant à peine aux questions.

Elle ne se rappelle rien de ce qui s'est passé la veille de son entrée.

Deux mois après, amélioration de son état : elle répond bien aux questions, déclare ne se rien rappeler de la période récente de sa maladie et demande à quitter l'hôpital.

Elle revient quelques jours après, et ne présente dans la suite aucun phénomène psychique. Quelques-uns des symptômes de la maladie de Basedow ont disparu.

L'état de débilité de cette femme est constitué par le fait d'une accumulation considérable de maladies nerveuses différentes dans ses antécédents héréditaires. « C'est que la maladie de Basedow, comme l'enseigne M. le professeur Charcot (1) est un membre de la grande famille neuropathologique, c'est-à-dire que l'hérédité y joue un rôle important ; quelquefois il s'agit de l'hérédité homologue, et la maladie de Basedow est alors la maladie d'une génération (maladie de famille) ; mais plus souvent c'est l'hérédité de transformation, qui est en jeu. »

Il en est ainsi chez notre malade. Son père est alcoolique, sa mère très nerveuse, le grand-père est buveur ; la grand-mère a présenté des troubles intellectuels qui paraissent liés à des lésions circonscrites du cerveau.

On voit donc dans cette observation non-seulement un beau cas d'hérédité de transformation, mais encore un nouvel exemple

(1) CHARCOT. *Leçons du Mardi*, p. 325 (1888).

du polymorphisme du délire, qui s'observe assez souvent chez les débiles.

Idées mystiques, accès de mélancolie, délire hallucinatoire, ce sont là autant de bouffées délirantes successives, à formes variées, sans tendance aucune à l'évolution systématique, survenant et disparaissant presque aussitôt. Par leurs caractères ces idées délirantes rappellent donc ces productions éphémères, que l'on voit assez fréquemment germer sur le terrain de la débilité mentale.

L'auteur note en outre tout un groupe de troubles spéciaux (apathie, diminution de la mémoire, inaptitude au travail, dyspepsie, céphalalgie, rachialgie, etc.)

Serait-ce exagérer l'importance de ces troubles que de chercher à rapprocher ce complexus pathologique spécial des troubles neurasthéniques, que nous avons étudiés dans le chapitre précédent et à les considérer comme une neurasthénie méconnue ?

Dans cette hypothèse, cette même malade, exophthalmique et vésanique de par les conditions héréditaires, aurait ainsi acquis un troisième état pathologique.

PRONOSTIC

L'étude précédente montre qu'il faut compter avec les troubles mentaux associés au goître exophthalmique et qu'il est d'une grande importance pratique de faire la part des symptômes qui appartiennent à la névrose basedowienne et de ceux qui relèvent de l'état psychique. Ce serait donc une grossière erreur que de formuler un pronostic d'une manière abstraite, sans tenir compte de l'association de ces espèces morbides qui restent distinctes, indépendantes dans leur symptomatologie comme dans leur évolution.

Nous avons vu en effet que l'on peut rencontrer dans la maladie de Basedow les types les plus divers de psychoses. S'agit-il de délire alcoolique banal, (observation XIX) reconnaissable aux quatre caractères que présentent toujours les hallucinations de la vue ? Les troubles psychiques ont une terminaison favorable et au bout de quelques jours leur disparition ne tarde pas à être complète.

Relèvent-ils de la neurasthénie cérébro-spinale commune ? Le pronostic reste ordinairement bénin, ou du moins ne devient inquiétant que dans certaines formes étiologiques.

Se trouve-t-on au contraire en présence de manifestations psychiques qui dépendent de la paralysie générale (observation XXII, XXIII), du délire chronique (observation VII) ?

La maladie de Basedow cède le pas au délire, qui reste avec son pronostic sombre.

D'une manière générale, il importe donc de ne pas méconnaître la variabilité de ces troubles mentaux dont la gravité dépend de la forme du délire et nullement de l'intensité des symptômes basedowiens.

TRAITEMENT

Il peut être de la plus grande importance pratique de penser à la possibilité et à la fréquence de l'association du goître exophthalmique avec les maladies nerveuses les plus opposées (psychoses, névroses, intoxications) et par suite de pousser l'analyse et l'investigation aussi loin que possible, afin de démêler et de dissocier les manifestations de ces espèces morbides si différentes.

En effet, et d'une manière générale, le traitement ne peut être méthodique et efficace que si l'on est conduit par une analyse attentive et complète à prescrire à chacune des affections associées la médication qui lui est spéciale. Ce sont justement cesconsidérations éminemment pratiques, basées sur l'étude précédente, qui font le grand intérêt clinique de ces diagnostics en double.

Sans doute l'indication dominante est le traitement de la maladie de Basedow par la faradisation, selon la méthode employée dans le service d'Electrothérapie de la Salpêtrière. Ce traitement, qui est en effet sanctionné par un grand nombre de succès, est actuellement celui qui produit les meilleurs effets.

Comme le professe M. Charcot : « c'est la seule méthode qui donne des résultats absolument remarquables (1). »

Il se peut faire que très habituellement ce procédé, en améliorant le goître exophthalmique, soit suffisant pour faire disparaître les symptômes surajoutés. — Néanmoins il faut reconnaître qu'il est un grand nombre de nos malades pour lesquels ce traitement uniforme ne saurait suffire.

Les accidents vésaniques, les maladies médullaires, les névroses coexistantes ne sont évidemment point justiciables de ce procédé exclusif, et réclament des moyens thérapeutiques supplémentaires.

____

(1) CHARCOT. *Leçons du mardi* (7 février 1888, p. 185).

C'est ainsi qu'il sera toujours utile de diriger contre l'hystérie, qui peut accompagner le goître exophthalmique, une médication appropriée. La faradisation, qui vise le goître, devra en pareil cas être associée à l'hydrothérapie, aux préparations martiales et à la médication antispasmodique ; ce sera la seconde indication du traitement.

De même l'épilepsie concomitante (observation XVI) réclamera des moyens thérapeutiques spéciaux, qu'on ne peut négliger, puisque, en recourant à la médication bromurée, on éloignera et le plus souvent on dissipera complètement les accidents convulsifs.

S'agit-il au contraire de neurasthénie, de psychoses, de délire alcoolique.... associé à la maladie de Basedow, c'est aux procédés de thérapeutique mentale que l'on aura recours d'emblée.

Il convient d'indiquer en passant une particularité curieuse du traitement du goître exopthalmique. C'est que les malades de cette catégorie sont presque les seuls qui ne tolèrent pas l'électricité statique.

C'est en effet, un fait d'observation que les divers procédés de franklinisation (friction électrique, étincelles, aigrettes, souffle ou vent électrique et surtout bain électrique), remis en honneur dans ces derniers temps par le chef du service d'Electrothérapie de la Salpêtrière, ont presque constamment une influence à la fois excitante et régulatrice, en réveillant la tonicité générale de l'économie ; mais ici par suite d'une rare exception elle est contre-indiquée d'une façon absolue.

D'après M. Vigouroux ce phénomène peut reconnaître pour cause la diminution de résistance. En effet les malades placés sur le tabouret électrique, prenant une charge d'électricité inversement proportionnelle à leur résistance, on comprend dès lors qu'ils se trouvent électrisés beaucoup plus fortement que leurs voisins.

Peut-être serait-ce l'occasion d'insister davantage sur les indications particulières du traitement et d'analyser les raisons qui expliquent les diversités d'appréciation relative aux moyens thérapeuthiques si variés qui ont été employés dans cette maladie.

Mais nous ne pourrions entrer ainsi dan. le détail des prescrip-
tions pour chaque forme de la maladie, sans sortir des limites de
notre sujet.

Qu'il nous suffise donc de conclure par cette formule générale :
dans les cas si nombreux où la maladie, une en apparence est
multiple en fait, l'évolution de ces espèces morbides diversement
associées, ne pourra être entravée que grâce au concours des
diverses médications spéciales à chaque maladie.

CONCLUSIONS GÉNÉRALES.

1° Le goître exophthalmique s'accompagne presque constamment de modifications psychiques.

2° Ces modifications psychiques, sous quelques formes qu'elles se produisent, sont, par leur nature, indépendantes du goître exophthalmique lui-même.

3° Elles ne sont que les manifestations de psychoses diverses associées au goître.

4° Elles doivent être cliniquement séparées en deux groupes, 1° celles qui sont vraiment imputables à la neurasthénie ; 2° celles qui se produisent sous l'influence des maladies mentales surajoutées.

5° Elles sont susceptibles de revêtir toutes les formes les mieux constituées de l'aliénation mentale (délire chronique à évolution systématique, obsessions, folie épileptique, hystérique, mélancolie, délire alcoolique, paralysie générale.....).

6° Le facteur étiologique, qui joue le rôle prépondérant dans la production de ces délires, est l'hérédité nerveuse.

7° Ces états pathologiques différents, qui se montrent simultanément chez le même sujet, gardent leur autonomie et leurs caractères propres.

8° Dans ces associations morbides chaque affection conserve son pronostic propre et relève de la thérapeutique qui lui est spéciale.

INDEX BIBLIOGRAPHIQUE

Abadie. — *Union médicale*, 1881. Remarques sur le Goître exophthalmique.

Andrew. — Goître exophthalmique avec aliénation mentale (*American Journal of Insanity*-Année 1872. T. VII. 273.

Goître exophthalmique with Insanity., *American Journal of Insanity*.1870.

Annales médico-psychologiques. — Folie et goître exophthalmique. P. 319. N° 2, 7 octobre 1891.

Archives de Neurologie. — Goître exophthalmique with Insanity. *American Journal of. Insanity*. 1870.

Ball. — Goître exophthalmique. *Gazette des Hôpitaux* (N°ˢ 14 et 15) 1873.

— Goître exophthalmique. *Encéphale* . N° 5 (1889).

— Goître exophthalmique. *Encéphale*, 8ᵐᵉ année, 1888.

— *Leçons sur les maladies mentales.* P. 658, 2ᵐᵉ édition.

Ballet. — Des idées de persécution dans le goître exophthalmique (*Société médicale des Hôpitaux*, Séance du 29 février 1890.)

— Paralysie des nerfs moteurs bulbaires dans le Goître exophthalmique (*Société médicale des Hôpitaux*. Séance du 24 février 1888).

— De la folie et du Goître exophthalmique (*Société médicale des Hôpitaux* 1890).

— De quelques troubles dépendant du système nerveux central, observés chez les malades atteints du Goître exophthalmique et d'hystérie (*Revue de médecine*, 1883.)

— L'Ophthalmoplégie externe et les paralysies des nerfs moteurs bulbaires dans leur rapport avec le goître exophthalmique et l'hystérie. (*Revue de médecine* 1888).

— Des idées de persécution dans le goître exophthalmique (*Bulletin de la Société médicale des Hôpitaux.*, 28 février et 18 avril). 1890.

Barié. — Communication à la *Société médicale des Hôpitaux* (Séance du 22 février 1889).

Barré. — Ataxie locomotrice et Goître exophthalmique. *Société médicale des Hôpitaux*, 14 décembre 1888.

Bénard. — *Contribution à l'étude du Goître exophthalmique. Pathogénie et traitement*, Th. de Paris, 1882.

Bergeret. — Etiologie du Goître exophthalmique (*France médicale*, P. 230) 12ᵉ année. 1865.

Bertoye. — *Etude clinique sur la fièvre dans le Goître exophthalmique.* Th., Lyon. 1888.

Blachez. — Contribution à l'étude du Goître exophthalmique (*Gazette hebdomadaire* N° 32) 1883.

Bœdeker. — Etude clinique sur les troubles mentaux dans le cours de la maladie de Basedow. Charité annalen, 1889.

Botkine. — Maladie de Basedow ou de Graves. *Archives de la Société de Biologie.* II. 2, 1886.

Bozzolo. — De la maladie de Basedow (*La Riforma med.*, 23 novembre) 1881.

Bradshaw. — Maladie de Graves compliquée d'hémiplégie et de chorée unilatérale (*Brit-Méd. J.* 27 juin) 1891.
— Pronostic des Goîtres exophthalmiques (*Brit. med. Journal*. Page 151. Juillet 1886.
Brück. — *Ammons Zeitschr.* B. IV). 1835.
Cane. — Relations of the exophth. hoître with mania. *Lancet* (Décembre p. 798) 1877.
Cadarelli. — Paralysie pseudo-hypertrophique (Garçon 12 ans) atteint simultanément de Goître exophthalmique (*La malattie nervose et fuzonali-nore* Naples,) 1881.
Cantilena. — L'hérédité du goître exophthalmique. (*Lo sperimentale*, mars 1884, p. 269-274.
Charcot. — Mémoire sur une affection caractérisée par des palpitations du cœur et des artères, la tuméfaction de la glande thyroïde et une double exophthalmie, *Gaz. méd. de Paris.* 1856 p. 583-99.
— *Policlinique du Mardi* (7 février ; 10 avril ; 18 juin 1888).
— Formes frustes du Goître exophthalmique (*Gazette des Hôpitaux* 2 mars 1889.)
— Nouveaux signes de la maladie de Basedow (*Bulletin médical*, 3 février 1889).
Chatterton. — *Revue des sciences médicales* 1874, p. 530.
Chaslin. — Des rapports de l'hallucination et des délires (*Annales médico-psychologiques.* Juillet-Août 1890.)
Cheadle. — Exophthalmic goître. *St.-Georges Hosp. Reports* 1870. T. IV p. 175 ; — 1875 T. VII, p. 81.
Chevalier. — *Des troubles de la motilité et de la pathogénie du Goître exophthalmique* (Th. de Montpellier). 1890.
Chevallié (de Segré). — Goître exophthalmique, accidents aigus, avec parésie des membres inférieurs et intermittence des battements du cœur. (*Annales médico-psychologiques.* 2e partie. p. 153). 1882.
Chvostek. — Weit. Beîtrâge zur Path. und Ther. der Basedowschen Krankh. *Archiv. génér. de Vienne.* p. 679 (juin 1875).
Cintrac. — Cas de Goître exophthalmique avec désordres cérébraux particuliers (*Annales médico-psychologiques.* Tom II. 1866-1868).
Clarke. — Folie et Goître exophthalmique (*American Journal of Insanity* numéro d'avril, 1re année 1889.)
Collins. — Relation entre le Goître exophthalmique et l'aliénation mentale (*Lancet.* 8 Janvier 1887.)
Corning. — Sur la nature et le traitement du Goître exophthalmique (*N. York med. Journal* 13 septembre 1890.)
Dambresse. — *Du Goître exophthalmique chez l'homme* (Th. de Paris. 24 mai 1883.)
Debove. — *Bulletin de la Société médicale des Hôpitaux.* No 15 (1887.)
Delasiauve. — Phénomènes nerveux du Goître exophthalmique (*Société médicale des Hôpitaux* XI. p. 292, 1874).
— Cas de Goître exophthalmique compliqué d'accidents nerveux et psychiques (*Société de Biologie.* Séance du 8 février 1877. Volume XVIII, p. 133, 1873-1875.)
Dionoux. — Troubles visuels dans le Goître exophthalmique (*Annales d'Oculistique* décembre 1884).
Duniolard. — Parallèle entre la maladie de Basedow et l'Hystérie (*Dauphiné-Méd.* Juillet 1889).
Durduft. — Pathogénie de la maladie de Basedow (*Dstche med. Woch.* No 4, p. 148, 1887).

Du Repaire De Reyjounissas.. — Du Goitre exophthalmique. *Thèse* Paris 1867.

Féréol. — Cas de Goitre exophthalmique compliqué d'ataxie locomotrice (*Société médicale des Hôpitaux*. Séance du 8 Janvier 1875) 1873-1875.

— Notes complémentaires sur un cas de Goitre exophthalmique. *Union médicale*, 1874-75.

— Cas de Goitre exophthalmique compliqué d'ataxie locomotrice (VXVIII. P. 127) année 1877.

— Des rapports de l'ataxie et du Goitre exophthalmique. *Société médicale des Hôpitaux*, 8 février 1889.

Finlayson. — Paralysie de la 3e paire comme complication de la maladie de Graves (*Brain* nc 51) 1890.

Fiske Bryson. — Du Goitre exophthalmique. *New-York med. -Journal*, 14 décembre 1889.

Fournier et Aug. Ollivier. — Goitre exophthalmique. *Union médicale* 3e série, Tome V 1868.

Fraser. — Extirpation de la glande thyroïde dans un cas de Goitre exophthalmique, Guérison (*Edinbourg med. chirurg. Soc.* 15 juin 1887).

Gagnon. — Contribution à l'histoire du Goitre exophthalmique : Coéxistence d'accidents choréiques. *Gazette hebdomadaire* no 39. 1876.

— Rapports du Goitre exophthalmique avec la chorée. *Assoc. française pour l'avancement des Sciences*. p. 88, 1876.

Galy. — *Quelques considérations sur le traitement du Goitre exophthalmique par l'iode et ses composés* Th. de Paris, 30 juillet, 1884.

Gauthier. — Du Goitre exophthalmique considéré au point de vue de sa nature, et de ses causes. *Revue de médecine*, mai 1890.

Geigel. — *Wursburger medic-Zeitschr.*, Bd. VII, 1866.

Gillebert-d'Héricourt. — Quelques considérations sur le Goitre exophthalmique. *Gazette des Hôpitaux* p. 63-66. 1874.

Gilles de la Tourette et Zaguelmann. — Contribution à l'étude de la nutrition dans l'état normal et dans la fièvre du Goitre exophthalmique. *Nouvelle iconographie phot. de la Salpétrière*, no 6, p. 305, 1889.

Grasset. — *Traité pratique des maladies du système nerveux*. Edition, 1886.

Graves. — Edition française par Jaccoud, 1862.

Groix. — *Journal des sciences médicales de Lille*, 1886.

Gros. — *Etude sur le Goitre exophthalmique*; th. de Paris, 1884.

W. Hammoud. — *Maladie du système nerveux*. Traduction Labadie-Lagrave, 1879.

Hardy. — Goitre exophthalmique. *Gazette des Hôpitaux* 15 mai 1883.

Hiffelsheim. — Observations de Goitre exophthalmique (*Bulletin de l'Académie de médecine*) 1859-60.

Hock. — Traitement chirurgical de la maladie de Basedow (*Deuts. med. Wsch.* No 23, p. 425), 1881.

H. Huber. — Goitre exophthalmique compliqué d'atrophie musculaire et alopécie(*Correspond. Blattf. Schweizer Aerzte.* p. 539, 1er septembre), 1889.

C. H. Hugher. — Les frontières de la Psychiatrie. Prodromes de l'aliénation mentale (*Annales médico-psychologiques*, Mars. No 2) 1889.

Huont. — Th. Paris, 1861.

Jaccoud. — Goitre exophthalmique (*Gaz. méd. de Paris* 19 mai), 1889.

— *Pathologie interne* T. I, p. 865.

Jacobi. Exophthalmic goitre occuring in a Child and followed by St.-Vitu's Dance. *Med Record*, New-York 1879, july p. 1.

Jacquin. — *Des rapports du Goitre exophthalmique avec l'aliénation mentale)* Th. de Montpellier 1891.

Janevoy. — Diagnostic et traitement de la maladie de Basedow *(New-York Country med. assoc.* 17 Juin 1889).

Joffroy. — Des rapports de la folie et du Goitre exophthalmique. *Annales médico-psychologiques*, page 467, mai 1890.

— Troubles psychiques et hallucinations dans la maladie de Basedow. *(Société Médicale des Hôpitaux* 11 avril 1890).

— Des rapports de la folie et de la maladie de Basedow *(Annales médico-psychologiques* mars-avril, 1890).

C. Johnstone. — Goitre exophthalmique avec manie *(Journal of mental-Science,* Janvier, 1881.

L. Junon. — Théorie du Goitre exopthalmique, d'après les travaux de G. Sée et Labadie-Lagrave. *France médicale* 31 août 1889).

— Symptômes accessoires du Goitre exophthalmique; théorie bulbaire de la maladie. *(France médicale* 27 août 1889).

Kast. — Maladie de Basedow. *Archives de Neurologie.* Volume XXI (1891). Voir Table des matières p. 476.

Klem. — De la Psychiatrie, avec remarques relatives aux méthodes de recherche en psychiatrie *(Archives de Neurologie,* p. 277, septembre 1891).

— Névroses et psychoses de l'Influenza *(Archives de Neurologie,* p. 280. septembre 1891).

Koehler. — Nécessité d'élargir le cadre symptomatique de la maladie de Basedow *(Centralbl. F. klin. Med.* No 15, 1889).

— Psychiatrie. Délire de la persécution. Aperçus rétrospectifs sur les 23 ans de ma pratique psychiatrique. *Annales médico-psychologiques,* No 2, mars 1891.

Labdouzy. — *Journal de médecine et de chirurgie pratiques.* p. 537, 1886.

Lacoste — *Contribution à l'étude du Goitre exophthalmique* Th. Paris, 1878.

Legg. — Nota on the history of exophthalmic Goitre *(S. Barthol. hos. Rep.* p. 7 (T. XVIII) 1882.

Lencke. — Traitement chirurgical du Goitre exophthalmique *(Deutsche med. Woch,* p. 47, 8 janvier 1891). *Revue des Sciences médicales.*

Le Noir. — Autopsie de Goitre exophthalmique. *Bulletin de la société anatomique,* p. 104).

Liégeois. — Un cas de Goitre exophthalmique. *Revue méd. de l'Est,* 15 mars, 1887.

Liefermann. — Goitre exophthalmique *(Annales médico-psychologiques* Tome XIX p. 424, 1878).

Lutom. — Goitre exophthalmique. *Dict. médecine et chirurgie pratiques de* Jaccoud.

Mackensie. — Grave's-Disease with Insanity. *Transaction of the clinic. Society of London,* 1868.

— Leçons sur la maladie de Graves. *Lancet,* 13 septembre 1890.

Magnan. — Délire chez les dégénérés. *Progrès médical,* 1885-1886.

Mandel. — Neuf cas de la maladie de Graves. Ophthalmoplégie; remarques sur les symptômes palpébraux *(St. Barthol. Hosp. Rep.* XXVII, p. 133.

— Œdème dans la maladies de Graves. *Practioner* décembre, 1891.

Marie. — Sur la maladie de Basedow. (Revue critique. *Progrès médical* 14 juillet, 1883).

— *Contribution à l'étude du diagnostic et des formes frustes de la maladie de Basedow* (Th. Paris, 9 mai 1883).

— Observation de la maladie de Basedow, avec vitiligo généralisé *(France médicale* 14 août) 1887.

— Association de Basedow avec Parkinson *(Progrès médical,* 14 juillet 1883).

James Oliver. — Epilepsie associée à un goitre exophthalmique (*Brain*, p. 499, Janvier 1888).

Martin. — *Des troubles psychiques dans la maladie de Basedow* (Th. Paris, 1890).

P Merklen. — Accidents aigus dans le cours d'un goitre exophthalmique *Annales médico-psychologiques*, 2e partie, p. 153, 1882).

Meynert. — Maladie de Basedow, Folie concomitante *Annales médico-psychologiques*, p. 20 Tome II) 1876-1878.

Millard. — *Troubles trophiques, œdème de la maladie de Basedow* (Th. de Paris, 13 octobre 1889).

Mobius. — De la maladie de Basedow (*Deutsch. Zeit. f. Nervenh.* 1-5-6), 1891.

Montet. — *Début cardiaque du Goitre exophthalmique* (Th. de Paris, 4 décembre 1889.

Montgomerie. — Goitre exophthalmique par compression secondaire de la trachée (*Lancet*, 7 février 1891).

Moreau. — *De la nature du Goitre exophthalmique* (Th. Paris. 1867).

James Oliver. — Epilepsie associée à un Goitre exophthalmique (*Brain*, p. 449. Janvier 1888).

Oppenheim. — Coexistence d'une maladie de Basedow et d'une maladie d'Addison (*Berl. klin. Woch.* p. 384. 7 mai) 1888.

Pedrono. — *Lésions oculaires dans le Goitre exophthalmique* (Th. de Paris, 11 avril 1885.

Peter. — Le Goitre exophthalmique, l'émotivité et l'émotion ; comment le psychique devient physique, lésions par hyperfonctionnement, cas frustes devant expliquer les cas complets (*Bulletin médical*, 23 avril 1890).

— Le Goitre exophthalmique (*Bulletin médical*, 4 mai 1890).

Plicque. — Le traitement électrique du Goitre exophthalmique, sa technique opératoire.

— (*Gazette des Hôpitaux*, 5 mai 1891).

Rabejac. — *Du Goitre exophthalmique* (Th. Paris, 1869).

Raynaud. — Du Goitre exophthalmique, de ses rapports avec le vitiligo (*Arch. gén. méd.* Juin p. 679 1875).

Renaud. — Observation pour servir à l'histoire des troubles cérébraux symptomatiques de la maladie de Basedow (*Bull. de la Société médicale des Hopitaux*, 28 mars, 1890).

Renault. — *Contribution à l'étude de la maladie de Basedow*. Th. Paris, 1890.

Rendu. — Art. Goitre exophthalmique du *Dictionnaire encyclopédique des Sciences médicales*. (Dechambre).

de Renzi. — Forme anormale et traitement du Goitre exophthalmique. (*Riv. clini. C. Terapeu*, No 1) 1887.

Rieder. — Maladie de Basedow. (*Münch. Med. Woch. No 20*, année 1890).

Robertson. — On Graves Disease with Insanity. *Journal of mental Sc.* Janvier 1875.

Rolland. — *De quelques altérations de la peau dans le Goitre exophthalmique.* (Th. Paris. 1867).

Rollet. — Des rapports de l'ataxie et du Goitre exophthalmique (*Société médicale des Hopitaux*. 8 Février 1889).

Rosenthal. — *Maladies du système nerveux* (Traduction Lubanski). 1878.

Russel-Reynolds. — Contribution à l'histoire clinique du Goitre exophthalmique. (*Lancet*. 17 mai. 1890).

G. Savage. — Goitre exophthalmique avec troubles mentaux. (*Guy's hospital Reports*. T. XXVI. 1870).

G. Sée. — *Diagnostic et traitement des maladies du cœur.* P. 284. 1879.

Séglas. — Maladie de Basedow et mélancolie (*Ann-médico-psych*. Séance du 28 Juillet. 1890).

Solbrig. — 1º Klinische Beobachtungen und microscopische Befund. 2º Basedow'schekrankheit und phychisch e Störung. *Allg. Zeitsch. f. Psych.* 1870, p. 5.

Spencer. — Goître exophthalmique amenant la mort par asphyxie. (*London-path-Soc*. 3 mars. 1891).

Squire. — Goître exophthalmique et autres espèces d'hypertrophie du corps Thyroïde (*Lancet* 8 novembre. 1880).

Ste. Marie. — *De la maladie de Basedow*. (Th. Paris 28 juillet). 1887.

Stokes. — Edition française par Sénac. 1864.

Story. — Three cases of exophthalmic Goître (*The Dublin-Journ of med. Sc*. avril, 1883.

Sylvo. — De la maladie de Basedow. *Gaz. di cliniche*, octobre. 1886).

Tessier. — *Congrès de Clermont pour l'avancement des Sciences*. 1876.

Thompson. — Goître exophthalmique. (*Journ of american-medic. associat*. 23 novembre. 1886).

Trousseau. — *Clinique médicale de l'Hôtel-Dieu*. (Ed. 1877.)

Turgis. — *Recherches et observations pour servir à l'histoire du Goître exophthalmique*. (Th. de Paris 1863).

Van-Deuslin. — Goître exophthalmique avec désordres cérébraux particuliers T. X. p. 396, année 1867. *The american Journal of Insanity*, année 1864. Analyse par Brière de Boismont.

Vigouroux. — *Progrès médical*, 1888.

Villeneuve. — *De la maladie de Basedow*. (Th. Paris. 1876).

Virginio-Pensuti. — Sur un cas de maladie Flajani (Goître exophthalmique) *Riv Clinica. di Bologna*. p. 132. février. 1887.

Vogt. — Tilfalde of morbus Basedowii hos an 30 arieg-Jomfru *Norsk magaz*. Goître exophthalmique for Lagenvidenks. p. 563. 1876.

Volfroy. — Rapport de l'ataxie et du Goître exophthalmique. *Société médical des Hôpitaux*. 1888).

Walker. — Anamia audits conséquences. (*Monthly Journ. of méd. Sc*. 1849.

Warner. — Ophthalmoplegia externa complicating a case of Grave disease *Medico-chir-Trans*-Vol. LXVI. p. 107. 1883).

White-Coper. — On protusion of the Eyes in connexion with anœmia. *Lancet*, nº 26, p. 551-1849.

Wild. — Goître exophtalmique, prédisposition héréditaire (*British Med-Journ*. p. 1021, nº 1326) 1886.

TABLE DES MATIÈRES